Psychotherapie: Praxis

Die Reihe Psychotherapie: Praxis unterstützt Sie in Ihrer täglichen Arbeit – praxisorientiert, gut lesbar, mit klarem Konzept und auf dem neuesten wissenschaftlichen Stand.

More information about this series at
http://www.springer.com/series/13540

Rainer Sachse

Psychologie der Selbsttäuschung

Belastungen und Ressourcen einer verkannten Kompetenz

Springer

Rainer Sachse
Bereich Ausbildungskoordination
Institut für Psycholog. Psychotherapie
Bochum, Deutschland

ISSN 2570-3285 ISSN 2570-3293 (electronic)
Psychotherapie: Praxis
ISBN 978-3-662-61267-5 ISBN 978-3-662-61268-2 (eBook)
https://doi.org/10.1007/978-3-662-61268-2

Die Deutsche Nationalbibliothek verzeichnet diese Publikation in der Deutschen Nationalbibliografie; detaillierte bibliografische Daten sind im Internet über http://dnb.d-nb.de abrufbar.

Springer

Springer ist ein Imprint der eingetragenen Gesellschaft Springer-Verlag GmbH, DE und ist ein Teil von Springer Nature.
Die Anschrift der Gesellschaft ist: Heidelberger Platz 3, 14197 Berlin, Germany

Vorwort

Das Thema „Selbsttäuschung“ ist ein aktuelles und wichtiges Thema: Selbsttäuschung wird im Prinzip überall betrieben und oft ist sie positiv. In manchen Fällen allerdings ist sie schädlich, weil die Person, die sich selbst täuscht, sich überschätzt, die Realität falsch einschätzt, Reaktionen von Interaktionspartnern nicht vorhersieht o. ä.

Selbsttäuschung gibt es in allen Lebensbereichen: Im Privatbereich, im Arbeitskontext, in der Politik etc. Daher ist es für alle hilfreich zu erkennen, wann man sich selbst täuscht und auch, wann Interaktionspartner sich selbst täuschen, um deren Verhalten zu antizipieren und rechtzeitig darauf reagieren zu können.

Das Buch zu schreiben hat viel Spaß gemacht und auch Einiges an Selbsterkenntnis vermittelt. Ich hoffe sehr, dass es dem Leser auch viel Spaß macht und ihm Einiges an Einsichten vermittelt.

Ich danke den Mitarbeiterinnen von Springer für die professionelle Begleitung des Buches, insbesondere Monika Radecki und Dr. Esther Dür.

Bochum
Dezember 2019

Rainer Sachse

Über den Autor

Prof. Dr. Rainer Sachse ist Psychologischer Psychotherapeut, Begründer der „Klärungsorientierten Psychotherapie“ und Leiter des Instituts für Psychologische Psychotherapie (IPP) in Bochum; seine Arbeitsschwerpunkte sind Persönlichkeitsstile und Persönlichkeitsstörungen. Er hat zahlreiche Bücher über Psychotherapie und Persönlichkeitsstörungen verfasst, darunter einige satirische Ratgeber, wie man seine Beziehung, seine Karriere und sein Leben ruiniert; Rainer Sachse macht komplexe psychologische Sachverhalte allgemein verständlich und stellt sie humorvoll und einfühlsam dar.

Inhaltsverzeichnis

1

Einleitung

In diesem Abschnitt soll dargestellt werden, was die Anliegen des Buches sind und worum es gehen soll: Um die Fragen, was Selbsttäuschung psychologisch eigentlich ist und welche Vor- und Nachteile sie hat.

Sich selbst zu täuschen, sich selbst „etwas vorzumachen" oder „sich selbst etwas einzureden" ist etwas, das jeder Mensch kennt: Wir möchten gerne etwas Bestimmtes glauben und versuchen dann, das auch zu tun, selbst dann, wenn die Annahme, die wir glauben, den „Fakten" widerspricht. Das passiert in allen Lebensbereichen: Wir möchten z. B. glauben, dass wir mutiger und kompetenter sind als wir es sind, dass die Welt ein gerechter Ort ist, dass unser Partner uns nie verlassen wird, dass der Chef uns wohlgesonnen ist. Das alles, obwohl es Beweise für das Gegenteil gibt (vgl. Sachse 2014). Selbsttäuschung an sich ist daher ein zutiefst normales Phänomen (und keineswegs Ausdruck eines „psychischen Defizits" (wie z. B. Beier (2010) meint)): Das Problem, das auftreten kann, resultiert nicht aus der Selbsttäuschung an sich, sondern aus der Intensität und der Art der Selbsttäuschung. Selbsttäuschung ist auch psychologisch nicht schwer zu verstehen (wie Angehrn und Küchenhoff (2017) meinen).

Selbsttäuschung ist damit ein äußerst verbreitetes Phänomen (Trivers 2000, 2013; Von Hippel und Trivers 2011; Watzlawick 2005): Wir nehmen es jedoch meist nicht oder nur sehr ungern zur Kenntnis, weil wir uns damit selbst

R. Sachse, *Psychologie der Selbsttäuschung*, Psychotherapie: Praxis, https://doi.org/10.1007/978-3-662-61268-2_1

„auf die Schliche" kommen würden, was wir aber nicht wollen (es ist ja gerade der Sinn einer Selbsttäuschung, Aspekte, die uns unangenehm sind, auszublenden).

Manche Selbsttäuschungen sind durchaus funktional und positiv: So glauben wir meist, dass wir über unser Leben mehr Kontrolle haben, als wir es haben. Aber: Das zu glauben, wirkt sich positiv auf unsere Psyche aus.

Es gibt jedoch viele Selbsttäuschungen, die sich negativ auswirken: Die uns zu Handlungen verleiten, die uns viele Probleme und Kosten verursachen.

Vor allem um solche „negativen Selbsttäuschungen" soll es in diesem Buch gehen: Um Illusionen, die sich zwar kurzfristig positiv auswirken, da wir uns damit unangenehme Erkenntnisse „vom Hals halten können", die aber langfristig mehr oder weniger heftige Kosten verursachen.

Daher ist es wesentlich, solche Selbsttäuschungen zu erkennen, zu reflektieren und gegebenenfalls zu verändern, um die Lebensqualität nachhaltig zu erhöhen.

Dabei muss man keineswegs auf alle Illusionen verzichten: Einige kann man durchaus pflegen, andere kann man sich eine Zeit lang gönnen. Andere jedoch sollte man sich dringend abgewöhnen, da sie mehr Schaden als Nutzen produzieren.

Noch ein Wort zur terminologischen Klärung: Es macht hier Sinn, „Illusionen" von „Selbsttäuschungen" zu unterscheiden. Illusionen sind Schlussfolgerungen oder Gedächtnisprozesse, die Ergebnisse produzieren, die (mehr oder weniger stark) von der „Realität" abweichen (Pohl 2004). Sie gehen oft auf Verarbeitungsfehler des kognitiven Systems zurück (vgl. Fisk 2004). Sie sind dabei nicht notwendigerweise motivational determiniert, d. h. es geht der Person nicht darum, etwas Bestimmtes „glauben zu wollen". Bei Selbsttäuschungen geht es aber gerade *darum*: Die Person möchte aus motivationalen Gründen Annahmen glauben, weil ihr diese persönlich wichtig sind. Sie können sich dabei auf unterschiedliche Aspekte beziehen, z. B. auf Fehler in der Einschätzung von Wahrscheinlichkeiten (Birnbaum 2004; Evans und Over 1996; Fisk 2004), auf artifizielle Bestätigung von Hypothesen (Klayman und Ha 1987; Oswald und Grosjeau 2004), Fehler in der Bildung von Korrelationen zwischen Ereignissen (Chapman und Chapman 1967; Fiedler 2004), Fehler im Ziehen von Schlussfolgerungen (Evans 1989, 1998, 2004).

Illusionen und Selbsttäuschungen weichen beide von „der Realität ab" und jede Selbsttäuschung kann man auch als Illusion bezeichnen, jedoch ist nicht jede Illusion eine Selbsttäuschung.

Eine relevante Frage ist dabei, was eine Person davon haben könnte, sich mit dem Thema „Selbsttäuschung" zu befassen? Man kann zunächst einmal davon ausgehen, dass es sehr wahrscheinlich ist, dass man Selbsttäuschungen realisiert.

Dies kann eine Reihe von Vorteilen haben:

- Man kann sich den eigenen Tendenzen zur Selbsttäuschung stellen und damit eine Chance eröffnen, sie zu verstehen.
- Man kann seine eigenen Selbsttäuschungstendenzen analysieren und verstehen und „sich damit auf die Schliche kommen".
- Man kann entscheiden, welche Aspekte von Selbsttäuschung man braucht oder behalten will und was man verändern möchte.
- Man kann analysieren, welche Kosten die eigenen Selbsttäuschungen erzeugen, sich entscheiden, ob man diese Kosten will oder ob man seine Selbsttäuschungen in Frage stellen sollte.
- Damit kann man seine Selbsttäuschung unter Kontrolle bekommen und kann verhindern, ihnen ausgeliefert zu sein.
- Man kann Selbsttäuschungen bei Interaktionspartnern erkennen.
- Und man kann verstehen, warum Interaktionspartner Selbsttäuschungen realisieren oder brauchen.
- Man kann erkennen, wie Selbsttäuschungen und Manipulationen zusammenhängen.
- Damit kann man sich besser auf Interaktionspartner einstellen.
- Als Therapeut kann man solche Tendenzen bei Klienten schneller und effektiver erkennen, deutlich machen und mit den Klienten klären.

Literatur

Angehrn, E., & Küchenhoff, J. (2017). *Selbsttäuschung: Eine Herausforderung für Philosophie und Psychoanalyse*. Weilerswist-Metternich: Velbrück.

Beier, K. (2010). *Selbsttäuschung*. Berlin: de Gruyter.

Birnbaum, M. H. (2004). Base rates in Bayesian inference. In R. F. Pohl (Hrsg.), *Cognitive illusions – A handbook on fallacies and biases in thinking, judgement and memory* (S. 43–60). New York: Psychology Press.

Chapman, L. J., & Chapman, J. P. (1967). Genesis of popular but erroneous psychodiagnostic observations. *Journal of Abnormal Psychology, 72*, 193–204.

Evans, J. S. B. T. (1989). *Bias in human reasoning: Causes and consequences*. Hove: Lawrence Erlbaum.

Evans, J. S. B. T. (1998). Matching bias in conditional reasoning: Do we understand it after 25 years? *Thinking and Reasoning, 4*, 45–82.

Evans, J. S. B. T. (2004). Biases in deductive reasoning. In R. F. Pohl (Hrsg.), *Cognitive illusions – A handbook on fallacies and biases in thinking, judgement and memory* (S. 127–143). New York: Psychology Press.

Evans, J. S. B. T., & Over, D. (1996). *Rationality and reasoning*. Hove: Lawrence Erlbaum.

Fiedler, K. (2004). Illusory correlation. In R. F. Pohl (Hrsg.), *Cognitive illusions – A handbook on fallacies and biases in thinking, judgement and memory* (S. 97–114). New York: Psychology Press.

Fisk, J. E. (2004). Conjunction fallacy. In R. F. Pohl (Hrsg.), *Cognitive illusions – A handbook on fallacies and biases in thinking, judgement and memory* (S. 23–42). New York: Psychology Press.

Klayman, J., & Ha, Y. (1987). Confirmation, disconfirmation, and information in hypothesis testing. *Psychological Review, 94*, 211–228.

Oswald, M. E., & Grosjean, S. (2004). Confirmation bias. In R. F. Pohl (Hrsg.), *Cognitive illcies and biases in thinking, judgement and memory* (S. 1–19). New York: Psychology Press.

Pohl, R. F. (2004). Introduction: Cognitive illusions. In R. F. Pohl (Hrsg.), *Cognitive illusions – A handbook on fallacies and biases in thinking, judgement and memory* (S. 79–96). New York: Psychology Press.

Sachse, R. (2014). *Manipulation und Selbsttäuschung. Wie gestalte ich mir die Welt so, dass sie mir gefällt: Manipulationen nutzen und abwenden*. Berlin: Springer.

Trivers, R. (2000). The elements of a scientific theory of self-deception. In D. LeCroy & P. Moller (Hrsg.), *Annals of the New York academy of sciences, Evolutionary perspectives on human reproductive behavior* (Bd. 907, S. 114–131). New York, NY: New York Academy of Sciences.

Trivers, R. (2013). *Betrug und Selbstbetrug. Wie wir uns selbst und andere erfolgreich belügen*. Berlin: Uhlstein.

Von Hippel, W., & Trivers, R. (2011). The evolution and psychology of self-deception. *Behavioral and Brain Sciences, 34*(*1*), 1–56.

Watzlawick, P. (2005). *Wie wirklich ist die Wirklichkeit? Wahn, Täuschung, Verstehen*. München: Piper.

2

Überblick über das Konzept der Selbsttäuschung

In diesem Kapitel wird der Begriff „Selbsttäuschung" definiert und bestimmt, welche psychischen Funktionen und welche Effekte eine Selbsttäuschung hat. Es wird auch beschrieben, dass und warum eine Selbsttäuschung von „Daten" abweicht und wie eine Person diese Abweichung realisiert.

2.1 Einführung in das Konzept

2.1.1 Begriff

Man stelle sich vor: Jemand ist ängstlich, traut sich nicht, sich zu behaupten, sich durchzusetzen, (konstruktiv) aggressiv zu sein.

Und man stelle sich vor, diese Person hat ein Selbstbild, das sie für sich anstrebt oder *glauben möchte*, in dem sie stark ist, Autorität ausstrahlt, anderen sagen kann, was sie tun sollen.

Nun passen diese beiden Aspekte nicht zusammen: Die Einschätzung, zu der die Person aufgrund realistischer Kriterien gelangt, widerspricht eklatant dem Bild, das sie von sich selbst haben möchte. Sie möchte das Bild von sich jedoch aufrechterhalten, z. B. weil es angenehm ist oder weil es bedrohlich ist, „sich der Realität zu stellen" o. a.

Oder man stelle sich vor, eine Person möchte von sich selbst glauben, dass sie intelligent, erfolgreich, kompetent sei. Sie erhält jedoch eher negatives Feedback, schlechte Noten, wird bei Beförderungen übergangen etc.

R. Sachse, *Psychologie der Selbsttäuschung*, Psychotherapie: Praxis, https://doi.org/10.1007/978-3-662-61268-2_2

Oder: Jemand möchte glauben, dass er ein guter Mensch sei: Fürsorglich, empathisch, sich kümmernd. Aber alles, was er tut, weist eher auf Egoismus, Ausbeutung von anderen u. a. hin: Die „Daten" sprechen eine völlig andere Sprache als die Annahmen.

In allen Fällen entstehen *Diskrepanzen*, die eine Person belasten und die nicht ohne Weiteres zu bewältigen sind.

Eine Möglichkeit, diese Diskrepanz zu bewältigen, zu reduzieren oder „wegzumachen" besteht darin, „sich selbst etwas vorzumachen", also eine „*Selbsttäuschung*" aufzubauen, indem man versucht, etwas zu glauben, von dem man im Grunde annimmt oder annehmen müsste, dass es nicht stimmt.

2.1.2 Lösung von inneren Diskrepanzen

In allen diesen Fällen gibt es eine starke *Diskrepanz* zwischen Annahmen, die man glauben und damit für wahr halten möchte und „Daten aus der Realität": Feedback, Beobachtungen eigenen Handelns oder Handlungseffekte u. ä. Es entsteht also ein Zustand von *Dissonanz*, von innerem Widerspruch, Inkontingenz (Gur und Sackeim 1979).

Der zentrale Grund für die Initiierung einer Selbsttäuschung ist der, dass im System der Person durch inkompatible Annahmen eine *Diskrepanz* (oder „Dissonanz", „Inkongruenz", „Inkonsistenz") entsteht: Eine solche Diskrepanz ist immer der „Kern der Selbsttäuschung".

Es gibt im System der Person also eine *Diskrepanz oder Dissonanz*, die Spannungen erzeugt, unangenehm ist; das positive Selbstbild wird immer wieder erschüttert, „angegriffen", in Frage gestellt; oder ein Ziel oder Standard wird in Zweifel gezogen o. ä.

Man kann den entstehenden Zustand auch als „Inkongruenz" oder „Inkonsistenz" bezeichnen: In jedem Fall gibt es einen *internen Konflikt* zwischen zwei Aspekten des psychischen Systems:

- Zwischen (eingeschätztem) Ist-Zustand und (angestrebten) Standards (wie oder wer man sein möchte).
- Zwischen Handeln und verbindlichen Normen (wie/wer/was man sein sollte oder sein muss).

Und:

- Die Person nimmt die Diskrepanz wahr
- und schätzt sie als persönlich relevant ein: Sie sollte nicht sein, sie stört, ist unangenehm u. a.

Und damit entsteht in der Person eine Tendenz, diese Diskrepanz zu beseitigen oder zumindest zu reduzieren.

Dass eine Diskrepanz aktuell vorliegt, erkennt man u. a. daran, dass ein Zweifel, von anderen oder der Person selbst initiiert, diese Diskrepanz aktualisiert und damit zu defensiven Maßnahmen führt (s. u.), also zu Rechtfertigungen etc. Gäbe es eine solche Diskrepanz nicht, gäbe es also keine zweite Annahme, die mit einer ersten in Konflikt steht, dann wäre Defensivität gar nicht erforderlich: Dann könnte die Person sich gelassen mit dem Zweifel befassen, ihn analysieren etc. Aber dadurch, dass Zweifel eine unangenehme Diskrepanz auslösen, wird überhaupt erst eine Art von „allergischer Reaktion" oder „Abwehrreaktion" erforderlich. Damit gilt umgehend: Lösen Zweifel, Kritiken, Auseinandersetzungen defensive Reaktionen aus, ist das immer ein Zeichen für eine bestehende Diskrepanz!

Die psychologische Funktion solcher kognitiver Diskrepanzen und der daraus resultierenden Folgen werden in der sogenannten „Dissonanztheorie" der Sozialpsychologie beschrieben (Festinger 1957, 1964). Die Theorie nimmt an, dass innere Diskrepanzen zu unangenehmen psychischen Zuständen führen und die Person sowohl kognitiv als auch in ihrem Handeln etwas dafür tut, um diese Diskrepanzen zu reduzieren. Diese theoretischen Annahmen konnten empirisch gut bestätigt werden (vgl. Aronson und Mills 1959; Cooper und Axsom 1982; Frey und Gaska 2001; Frey und Rosch 1984; Harmon-Jones 2000; Harmon-Jones und Harmon-Jones 2007; Peus et al. 2006).

Die Person hat nun verschiedene *Möglichkeiten, diese Diskrepanz zu beseitigen oder zu reduzieren*:

- Sie kann auf ihr Selbstbild verzichten, also sich von dem Ziel, selbstbewusst zu sein (oder zu werden) verabschieden und versuchen, das realistische Selbstbild zu akzeptieren: Damit würde sie die Diskrepanz auflösen.
- Sie könnte ihre Normen verändern oder „aufweichen", wodurch die Diskrepanz nachließe.
- Sie kann sich entscheiden, die Diskrepanz zu akzeptieren, eine Art von „Zwiedenken" zu praktizieren und die daraus resultierenden Spannungen

zu tolerieren: Damit würde sie einen Zustand von „Akzeptanz" schaffen und die interne Spannung damit ebenfalls reduzieren.

- Oder sie kann sich für eine *Selbsttäuschung* entscheiden: Also sich dafür entscheiden, das positive Selbstbild weiterhin zu *glauben*, die Normen weiterhin aufrecht zu erhalten, also für wahr zu halten, für zutreffend und als zuverlässigen Maßstab für sich selbst zu definieren.

Weist eine Person also eine Diskrepanz auf zwischen „Anspruch" und „Realität", dann hat sie prinzipiell zwei Möglichkeiten, diese Diskrepanz zu reduzieren: Sie reduziert ihren Anspruch, ändert ihr Selbstbild, ihre Standards oder Normen; oder sie „verzerrt die Realität". Letzteres bedeutet dann Selbsttäuschung: Man „biegt Fakten", Feedback, Ergebnisse usw. „so hin", dass sie den Annahmen, an denen man festhalten will, weniger oder gar nicht mehr widersprechen.

Da sie das aber dann „gegen alle Beweise" tut, muss sie zur Absicherung dieser geglaubten Annahme versuchen, die auftretenden Widersprüche *kognitiv umzudeuten*: Sie hält dann die unrealistische Annahme für „wahr" und die realistische für „unwahr" und schafft sich so eine „eigene Realität".

Damit macht die Person ihr eigenes System *„stimmig"*: Eingeschätztes Selbstbild und angestrebtes Selbstbild stimmen nun überein. Normen und Handeln stehen wieder in Einklang usw. Allerdings hat das den Nachteil, dass diese Konstruktion ständig in Frage gestellt wird und die Person mit diesen Herausforderungen umgehen muss.

Selbsttäuschung bedeutet, dass man eine bestimmte Annahme (oder Annahmen) über sich selbst *glauben will*, obwohl es dafür keine oder nur wenige empirische Belege oder sogar Gegenbeweise gibt.

Selbsttäuschung bezieht sich dabei auf Annahmen über sich selbst. Eine Annahme darüber, wie man ist (Selbstbild), eine Annahme darüber, wie man sein möchte (Standards), eine Annahme dazu, wie man sein sollte oder muss.

Selbsttäuschung kann sich aber auch auf *Annahmen über Realität* beziehen, wenn dieser Realitätsaspekt für die Person *persönlich wichtig* ist: So kann die Person glauben wollen, eine Situation sei sehr gefährlich, obwohl das nicht der Fall ist, um nicht glauben zu müssen, sie selbst sei sehr ängstlich: Ist die Situation sehr „gefährlich", dann geht auch ein Mutiger sinnvollerweise nicht hinein!

Das bedeutet: Auch Annahmen über Realität (z. B. „die Aufgabe ist einfach", das Problem kann man leicht lösen u. a.) können mit Standards etc. kollidieren: Die Person bemerkt, dass alles doch nicht so einfach ist und *müsste* dann den Schluss ziehen, dass die Probleme auf ihre mangelnde Kompetenz zurückgehen! Dies erzeugt wieder eine massive Diskrepanz, die wieder Selbsttäuschung auf den Plan ruft. Und der kann nun darin bestehen, dass die Person *glauben will*, die Aufgabe sei „eigentlich" super schwierig gewesen (sodass sie praktisch scheitern müsste, auch bei hoher Kompetenz!).

Oder eine Person braucht eine Annahme, sie habe eine Situation unter Kontrolle, weil sie Angst vor Kontrollverlust hat. Sie kann glauben wollen, eine Situation sei gut vorhersehbar, weil sie Angst hat, Risiken einzugehen.

In jedem Fall geht es also nicht einfach um „kognitive Verzerrungen": Es geht um *motivierte Verzerrungen*!

Selbsttäuschung hat immer eine wichtige Funktion im System der Person: Sie macht ein System, das durch Zweifel, durch ein „in Frage gestellt werden" u. ä. in Diskrepanzen gerät, wieder in sich stimmig. Und diese Stimmigkeit ist für die Person von persönlicher Bedeutung.

2.2 Selbsttäuschung als Selbstkontrolle

Damit wird auch deutlich: Selbsttäuschung ist etwas, das die Person gegen anders lautende Daten, Evidenzen, Schlüsse, Intentionen in ihrem eigenen System *durchsetzen* muss: Daraus folgt, dass Selbsttäuschung eine Form von *Selbstkontrolle* ist und damit energieaufwendig: Alle anders lautenden Schlüsse müssen „bekämpft" werden, anders lautende Tendenzen müssen kontrolliert werden usw. (Baumeister 2014; Baumeister et al. 1994; Job et al. 2010; Sachse 2020)

Selbsttäuschung ist damit *anstrengend und kognitiv kapazitätsaufwendig*, oder anders gesagt: Selbsttäuschung ist für eine Person *kostenintensiv* (und das, obwohl die Kosten, die eine Selbsttäuschung im Kontext des Klienten erzeugt (s.u.), hier noch gar nicht berücksichtigt sind). Dies ist gewissermaßen der erste Kostenfaktor, der sich aus einer Selbsttäuschung ergibt!

Aber offenbar sind aus der Sicht der Person die Gewinne einer Selbsttäuschung höher als die Kosten: Was umgekehrt aber auch den Schluss zulässt, dass wenn eine Person eine aufwendige Selbsttäuschung betreibt, sie dafür eine sehr hohe Notwendigkeit sieht: Wer sich selbst täuscht, hat`s nötig!

Manche Menschen glauben, man könne sich nicht selbst täuschen: Aber genau damit täuschen sie sich schon selbst!

Denn Selbsttäuschung ist ein universelles Phänomen: Jeder tut es, aber nicht jeder merkt es.

Man kann sich manchmal leicht selbst täuschen: Man hatte Angst, etwas zu tun und sagt sich, das zu tun sei auch nicht sinnvoll gewesen: Damit kann man seine Selbstzweifel beruhigen und sich selbst vormachen, man habe keine Angst.

Manchmal ist eine Selbsttäuschung aber auch schwierig: Vor allem, wenn viele Fakten dagegen sprechen, muss man sich *anstrengen*, sie zu ignorieren oder sie „umzuinterpretieren“ (hier kann der Begriff der „alternativen Fakten“ sehr hilfreich sein!).

2.3 Defensive kognitive Strategien

Selbsttäuschung bedeutet immer, dass eine Person Annahmen *glauben will*, die mit der Realität nicht übereinstimmen: Die Fakten widersprechen, die durch Beobachtungen oder Feedback in Frage gestellt werden, die mit anderen Wissensbeständen unvereinbar sind u. a.

Jede Selbsttäuschung schafft damit eine Art von *„illusionärer Realität“*: Die Person baut ein „Glaubenssystem“ über sich (und die Welt) auf, das wenig datengestützt ist (oder sogar Daten widerspricht) und das deshalb (in unterschiedlich hohem Ausmaß) illusionär ist.

Die Person schafft sich so eine Art von „Parallel-Realität“ oder „Gegen-Realität“ und hofft darauf, mit dieser besser leben zu können als mit der „realen Realität“.

Eine notwendige Konsequenz solcher parallelen Realitätsmodelle ist aber nun, dass sie durch immer *wieder auftauchende, anderslautende Fakten in Frage gestellt werden*: Die Selbsttäuschung hat damit zur Folge, dass sie immer (mehr oder weniger) von der Realität „unter Beschuss genommen wird“. (Da sie ja per definitionem nicht mit der Realität in Einklang steht!)

Das bedeutet, dass eine Person, die eine Selbsttäuschung realisiert, immer auch *kognitive Strategien zum Schutz und zur Aufrechterhaltung ihrer Annahmen realisieren muss*, weil ansonsten ihre Konstruktion „unter dem Druck der Daten“ kollabieren könnte.

Damit sind mit jeder Selbsttäuschung mehr oder weniger elaborierte Strategien „zur Verzerrung von Realität“ erforderlich, die hier als *„defensive Strategien“* bezeichnet werden sollen: Strategien, die die Konstruktion verteidigen und schützen.

2.4 Effekte von Selbsttäuschungsannahmen

Aus der Schema-Theorie lässt sich ableiten, dass Annahmen, die eine Person glaubt, direkte Auswirkungen haben: Sie beeinflussen die aktuelle Informationsverarbeitung der Person, die Zielsetzungen, die Entscheidungen, die Handlungen. Dabei ist es gleichgültig, ob die Annahmen realistisch sind oder nicht, ob sie valide sind oder nicht und egal, ob das Annahmen der Person über sich selbst, über Beziehungen, die Realität o. ä. sind: In jedem Fall haben sie Auswirkungen im System des Klienten.

Und da sie letzten Endes konkretes Handeln des Klienten beeinflussen, haben sie auch wieder Effekte im Kontext: Diese können für die Person positiv sein, also explizite oder implizite Motive befriedigen oder Normen erfüllen, zur Erreichung von Zielen führen etc. Sie können für eine Person negativ sein, also Motive frustrieren, dazu führen, dass Normen oder Ziele verfehlt werden.

Oder aber sie können im Kontext des Klienten nur sehr wenig auslösen bzw. Effekte erzeugen, die für den Klienten irrelevant sind.

2.5 Positive und negative Selbsttäuschungen

Man könnte nun annehmen, jede Art einer Selbsttäuschung sei negativ, d. h. in der Realität kostenintensiv, da ja geglaubte Annahmen u. U. nicht mit der Realität korrespondieren: Das ist aber durchaus nicht der Fall! Manche Selbsttäuschungen wirken sich (meistens und überwiegend) positiv auf eine Person aus. Man kann damit Selbsttäuschungen erzeugen, die *sehr gut* sind: Wir alle machen uns Illusionen darüber, wieviel Kontrolle wir über unser Leben haben. Aber das ist gut so, denn ansonsten würden wir depressiv. Und wenn wir uns beim Einsteigen ins Auto klarmachen würden, dass wir im Ernstfall Unfälle gar nicht verhindern können, würden wir aus Angst wieder aussteigen.

Unter bestimmten Bedingungen (s. u.) kann eine Selbsttäuschung in der Realität recht gut funktionieren: Dann erzeugt sie mehr Gewinne und Kosten; lerntheoretisch gesehen wird sie bekräftigt und bestätigt und damit werden die der Selbsttäuschung zugrundeliegenden Annahmen gestärkt.

Geglaubte Annahmen können aber auch negative Effekte im Kontext auslösen, u. U. sogar *sehr* negative Effekte: Man kann scheitern, falsche Entscheidungen treffen, damit eiegene Ziele krass verfehlen; man kann Interaktionspartner verärgern oder verprellen usw.

Es kann aber auch sein, dass eine Person eine Annahme hat, die nur wenige Auswirkungen im Kontext hat: Entweder weil ein Klient kaum erkennbar danach handelt oder die Handlung im Kontext kaum (positive oder negative) Reaktionen auslöst: Dann ist die Annahme im Hinblick auf mögliche Effekte *irrelevant.*

Bedeutsam ist jedoch noch eine andere Überlegung: Erzeugt eine Selbsttäuschung im Kontext positive Effekte, dann wird die entsprechende Annahme bekräftigt, also verstärkt: Das erleichtert dem Klienten die Aufrechterhaltung der Annahme, da das Handeln dann *motiv-kongruent* ist.

Erzeugt die Annahme jedoch negative Effekte, dann gerät die Selbsttäuschung erneut unter Druck (also nicht nur durch widersprechende „Fakten", sondern auch durch die Kosten, die den Sinn der Annahme in Frage stellen): Sie wird auch durch die negativen Realitätseffekte (zusätzlich!) in Frage gestellt. Und daraus resultiert, dass die Person dann in noch stärkerem Ausmaß defensive Strategien zum Schutz der Annahme realisieren muss.

Damit ist aber auch klar: Selbsttäuschungen, die in der Realität gut funktionieren, sind für eine Person deutlich leichter aufrechtzuerhalten als solche, die überwiegend Kosten produzieren!

2.6 Selbsttäuschung und Manipulation

Selbsttäuschung und Manipulation hängen oft eng zusammen: Bei beiden Strategien geht es um *Täuschung*: Man will ein Bild (Image) aufmachen, das nicht der Realität entspricht.

Dennoch gibt es einen sehr relevanten Unterschied: Selbsttäuschung dient dazu, *sich selbst zu täuschen* und Manipulation dient dazu, einen Interaktionspartner zu täuschen (und einzuspannen; vgl. Bruder und Voßkühler 2009; Sachse 1997, 2001, 2002, 2004, 2006, 2016, 2018, 2019; Tedeschi und Norman 1985; Tedeschi und Riess 1981; Tedeschi et al. 1973, 1985).

In aller Regel ist es wohl so, dass eine effektive Selbsttäuschung auch eine Manipulation erleichtert: Wenn ich mir selbst effektiv einreden kann, dass ich großartig bin, kann ich sicher auch andere Personen davon effektiver überzeugen (Trivers 2013).

Ganz sicher ist es jedoch unzutreffend anzunehmen, der einzige psychische Zweck von Selbsttäuschung dient einer besseren Manipulation.

Selbsttäuschung dient vor allem einer internalen Regulation: Innere Diskrepanzen sollen reduziert werden, in vielen Fällen völlig unabhängig von sozialen Aspekten! Und diese interne Regulation ist damit der eigentliche Zweck einer Selbsttäuschung.

Manipulation ist eine interaktionelle Strategie und dient dazu, andere Personen „unter Kontrolle zu bekommen".

In vielen Fällen dienen aber die angewandten Strategien *beiden* Zwecken gleichzeitig: Eine Person kann ohne Weiteres eine Strategie anwenden, die gleichzeitig sie selbst täuscht *und* der Manipulation einer anderen Person dient.

Dass Manipulation und Selbsttäuschung wechselwirken heißt aber nicht, dass sie „dasselbe" sind oder dass eine Strategie ausschließlich der anderen dient: *Es sind zwei unterschiedliche psychische Funktionen*!

Literatur

Aronson, E., & Mills, J. (1959). The effects of severity of initiation on liking for a group. *Journal of Abnormal and Social Psychology, 59*, 177–181.

Baumeister, R. F. (2014). Self-regulation, ego depletion, and inhibition. *Neuropsychologia, 65*, 313–319.

Baumeister, R. F., Heatherton, T. F., & Tice, D. M. (1994). *Losing control: How and why people fail at self-regulation*. San Diego, CA: Academic Press.

Bruder, K.-J., & Voßkühler, F. (2009). *Lüge und Selbsttäuschung: Philosophie und Psychologie im Dialog 7*. Göttingen: Vandenhoeck & Ruprecht.

Cooper, J., & Axsom, D. (1982). Effort justification in psychotherapy. In G. Weary & H. Mirels (Hrsg.), *Integrations of Clinical and Social Psychology*. London: Oxford University Press.

Festinger, L. (1957). *A theory of cognitive dissonance*. Stanford, CA: Stanford University Press.

Festinger, L. (1964). *Conflict, decision and dissonance*. Stanford, CA: Stanford University Press.

Frey, D., & Gaska, A. (2001). Die Theorie der kognitiven Dissonanz. In D. Frey & M. Irle (Hrsg.), *Theorien der Sozialpsychologie. Band 1: Kognitive Theorien* (S. 275–324). Bern: Huber.

Frey, D., & Rosch, M. (1984). Information seeking after decisions: The roles of novelty of information and decision reversibility. *Personality and Social Psychology Bulletin, 10*, 91–98.

Gur, R. C., & Sackeim, H. A. (1979). Self-deception: A concept in search of a phenomenon. *Journal of Personality and Social Psychology, 37*(2), 147–169.

Harmon-Jones, E. (2000). Cognitive dissonance and experienced negative affect: Evidence that dissonance increases experienced negative affect even in the absence of aversive consequences. *Personality and Social Psychology Bulletin, 26*(12), 1490–1501.

Harmon-Jones, E., & Harmon-Jones, C. (2007). Cognitive dissonance theory – After 50 years of development. *Zeitschrift für Sozialpsychologie, 38*(1), 7–16.

Job, V., Dweck, C. S., & Walton, G. M. (2010). Ego depletion – is it all in your head? Implicit theories about willpower affect self-regulation. *Psychological Science, 21*(11), 1686–1693.

Peus, C., Frey, D., & Stöger, H. (2006). Theorie der kognitiven Dissonanz. In H.-W. Bierhoff & D. Frey (Hrsg.), *Handbuch der Sozialpsychologie und Kommunikationspsychologie* (S. 373–379). Göttingen: Hogrefe.

Sachse, R. (1997). Zielorientierte Gesprächspsychotherapie bei Klienten mit psychosomatischen Störungen. Therapiekonzepte und Ergebnisse. *Gesprächspsychotherapie und Personenzentrierte Beratung, 28*, 90–107.

Sachse, R. (2001). *Psychologische Psychotherapie der Persönlichkeitsstörungen.* Göttingen: Hogrefe.

Sachse, R. (2002). *Histrionische und narzisstische Persönlichkeitsstörungen.* Göttingen: Hogrefe.

Sachse, R. (2004). *Persönlichkeitsstörungen. Leitfaden für eine Psychologische Psychotherapie.* Göttingen: Hogrefe.

Sachse, R. (2006). *Persönlichkeitsstörungen verstehen – Zum Umgang mit schwierigen Klienten.* Bonn: Psychiatrie.

Sachse, R. (2016). Persönlichkeitsstörungen. In T. Schnell (Hrsg.), *Praxisbuch: Moderne Psychotherapie* (S. 107–122). Berlin: Springer.

Sachse, R. (2018). *Persönlichkeitsstörungen verstehen* (10. Aufl.). Köln: Psychiatrie.

Sachse, R. (2019). *Persönlichkeitsstile im Alltag.* Paderborn: Junfermann.

Sachse, R. (2020). *Selbstregulation und Selbstkontrolle.* Göttingen: Hogrefe.

Tedeschi, J. T., Lindskold, S., & Rosenfeld, P. (1985). *Introduction to social psychology. St.* Paul, MN: West Publishing Company.

Tedeschi, J. T., & Norman, N. (1985). Social power, self-presentation, and the self. In B. R. Schlenker (Hrsg.), *The self and social life* (S. 293–322). New York: McGraw-Hill.

Tedeschi, J. T., & Riess, M. (1981). Identities, the phenomenal self, and laboratory research. In J. T. Tedeschi (Hrsg.), *Impression management theory and social psychological research* (S. 3–22). New York: Academic Press.

Tedeschi, J. T., Schlenker, B. R., & Bonoma, T. V. (1973). *Conflict, power and games: The experimental study of interpersonal relations.* Chicago: Aldine.

Trivers, R. (2013). *Betrug und Selbstbetrug. Wie wir uns selbst und andere erfolgreich belügen.* Berlin: Uhlstein.

3

Der psychologische Sinn von Selbsttäuschungen

In diesem Abschnitt soll der Sinn von Selbsttäuschungen an einigen Beispielen illustriert werden.

Ein psychologisch so aufwendiges Manöver wie eine Selbsttäuschung führt eine Person nur dann aus, wenn es dafür gute Gründe gibt: Es muss somit eine *Intention zur Selbsttäuschung* geben.

Und diese Intention ergibt sich in aller Regel daraus, dass im System der Person eine *Diskrepanz oder Dissonanz* besteht (es ist auch denkbar, dass eine Person auf die Idee zu einer Selbsttäuschung kommt, weil sie sich davon etwas verspricht, ohne dass damit etwas „kompensiert" werden soll; dieser Aspekt soll jedoch nicht weiter verfolgt werden).

Eine solche Diskrepanz kann aus ganz unterschiedlichen Konstellationen entstehen, z. B.:

- Die Person hat eine *Norm* der Art „sei erfolgreich" – die verfügbaren Daten zeigen aber das Gegenteil.
- Die Person hat eine Norm der Art „sei ehrlich und betrüge nicht" – sie hat aber eine starke Tendenz, jemanden zu betrügen.
- Eine Person erkennt, dass die Verfolgung eigener Ziele ihr hohe Kosten bereitet und ihr nicht gut tut; sie will dieses Ziel jedoch nicht aufgeben.
- Die Person bemerkt, dass ihr unterwürfiges Handeln sie in massive Probleme bringt; sie will diese Strategie jedoch nicht in Frage stellen.

R. Sachse, *Psychologie der Selbsttäuschung*, Psychotherapie: Praxis,
https://doi.org/10.1007/978-3-662-61268-2_3

- Aufgrund von Selbstzweifeln möchte die Person von sich glauben, intelligent, erfolgreich, belastbar zu sein – das Feedback aus der Realität sieht jedoch ganz anders aus.
- Die Person, die einen Partner X hat, lernt Person Y kennen und erkennt, dass diese Person ein besserer Partner wäre – sie traut sich aber nicht, sich zu trennen.

Dies sind nur wenige Beispiele, um zu illustrieren, worum es geht: Im System der Person entsteht eine Unstimmigkeit, eine Störung, eine Diskrepanz (oder „Dissonanz"). Und diese Diskrepanz ist unangenehm, belastet, stört, schafft einen aversiven Zustand, sodass die Person eine *Intention* entwickelt, die Diskrepanz irgendwie los zu werden oder zu reduzieren.

Sie könnte sich auch anders entscheiden, entscheidet sich dann aber für die Lösung einer Selbsttäuschung: Eine solche Entscheidung muss nicht voll bewusst ablaufen, vor allem kann sich die Person über die Gründe ihrer Entscheidungen auch wieder selbst täuschen!

Man sollte jedoch psychologisch in jedem Fall davon ausgehen, *dass es sich um eine Entscheidung handelt,* also um einen Willensakt, von nun an etwas Bestimmtes zu tun oder nicht zu tun. Daher gilt:

Selbsttäuschungen dienen also dazu, ein System, das in Frage gestellt wird, wieder stabil, in sich stimmig zu machen.

Manche dieser Täuschungen sind durchaus sinnvoll: Hat man sich bei einem Konflikt entschieden, dann hält man die Entscheidung besonders gut lange durch, wenn man annimmt, dass die Alternative, für die man sich entschieden hat, sowieso die Beste sei und das habe man im Grunde schon immer gewusst!

Selbsttäuschungen führen aber auch zu Problemen: Macht man sich vor, man sei ein so guter Autofahrer, dass man mit 160 km/h in eine Baustelle fahren kann, kann man an der Leitplanke enden.

In jedem Fall werden Selbsttäuschungen immer dann erforderlich, wenn es Diskrepanzen, Widersprüche in einem System gibt, die man nicht will.

4

Selbsttäuschung und Glaube

In diesem Kapitel wird dargestellt, dass Selbsttäuschung ein motivationales Phänomen ist: Die Person täuscht sich selbst, *weil* sie etwas Bestimmtes über sich selbst oder die Realität glauben will, etwas, das ihr persönlich wichtig ist.

Um dies zu konzipieren, wird ein motivationstheoretischer Glaubensbegriff eingeführt.

4.1 Glaube als psychologisches Konstrukt

Der Begriff „Glaube" hat sehr viele Bedeutungen, da er in sehr unterschiedlichen Kontexten verwendet wird. In den meisten Fällen wird „Glaube" auch als Gegenteil von „Wissen" (also von validen Erkenntnissen über die Realität) betrachtet: Etwas zu glauben bedeutet, es nicht (definitiv) zu wissen.

Hier soll aber nur eine enge, *psychologische Definition des Begriffs „Glaube"* verwendet werden und es soll herausgearbeitet werden, welche Implikationen der Begriff hat. Dabei wird deutlich werden, dass Glaube in einem psychologischen Sinne nicht das Gegenteil von „Wissen" ist, sondern dass Glauben und Wissen *voneinander unabhängige Dimensionen* sind. Dabei wird „Glaube" hier definiert als eine Entscheidung, eine Annahme für „wahr" oder „zutreffend" zu halten, *unabhängig davon, wie gut sie „objektiv" bewiesen ist.* Glaube wird damit *nicht*, wie oft in Philosophie oder Theologie, als „ein Fürwahrhal-

R. Sachse, *Psychologie der Selbsttäuschung*, Psychotherapie: Praxis,
https://doi.org/10.1007/978-3-662-61268-2_4

ten", das nicht durch die notwendige lückenlose Bezeugung des Fürwahrgehaltenen seitens Wahrnehmung und Denken erhärtet ist (Schischkoff 1965, S. 204), definiert: Diese Definition bestimmt „Glaube" als Gegenpart zu Wissen. Hier wird jedoch „Glaube" so konzipiert, dass eine Person sowohl Unbewiesenes als auch gut bewiesene Annahmen glauben oder nicht glauben kann.

In einem psychologischen Sinne bedeutet Glauben, dass einer Person eine bestimmte Annahme *aus motivationalen oder normativen Gründen persönlich wichtig ist*: Der Person ist z. B. die Annahme wichtig, selbst erfolgreich zu sein oder die Annahme, dass die Welt gerecht ist oder die Annahme, dass es einen Gott gibt u. ä. Sie muss z. B. erfolgreich sein, weil es in ihrem System notwendig ist, ein Gegengewicht gegen (massive) Selbstzweifel zu bilden (wie bei einer narzisstischen Persönlichkeitsstörung). Sie muss glauben, dass die Welt gerecht sei, weil sie das Gefühl, in einer ungerechten und unkontrolliert-bösartigen Welt zu leben, nicht aushalten kann. Und sie will z. B. an Gott glauben, weil ihr das Trost, Sinn und Reduktion ihrer Angst vor dem Tod schafft.

Und aufgrund dieser persönlichen Wichtigkeit entscheidet sich die Person dafür, diese Annahme zu *glauben*, d. h. sie definiert sie für sich selbst als verbindliche Annahme, als zutreffend, als *„wahr", unabhängig von ihrer faktischen Validität.*

Damit wird die geglaubte Annahme zu einem wichtigen Teil ihres Systems von Annahmen: Von Selbstannahmen, Annahmen über Beziehungen, Annahmen über Realität usw.

Die Annahme kann sogar Teil ihrer eigenen *Identitätsdefinition* werden: „Ich bin ein erfolgreicher Mensch": Damit erhält sie dann eine zusätzliche Bedeutung für die Person, da diese auf die Annahme wohl nicht mehr verzichten will.

Glaube im psychologischen Sinne bedeutet Folgendes:

- Eine Person bewertet eine Annahme (über sich, die Realität o. ä.) *als für sich selbst als persönlich bedeutsam.*
- Grundlage dieser Bewertung sind explizite oder implizite Motive, eigene Werte, Normen etc.
- Die Person bewertet die Annahme als für sich selbst so bedeutend, dass sie nicht auf sie verzichten will: Sie denkt, sie brauche sie als Standard, Orientierung o. ä.
- Daher entscheidet sich die Person dafür, diese Annahme *als für sich persönlich verbindlich anzusehen.*
- Und sie entscheidet sich dafür, die Annahme als „zutreffend", „wahr", „der Realität entsprechend" zu definieren.
- Und sie kann dies tun, unabhängig davon, ob die Annahme tatsächlich rationalen Validitätskriterien entspricht.

Ein Glaube hat immer bestimmte *Inhalte*, die Glaubensinhalte. Dies sind die Aspekte, die jeweils geglaubt werden.

Diese Inhalte haben eine *Funktion*: Sie sollen z. B. bestimmte Ängste reduzieren, bestimmte Verbote aufheben o. ä.

Diese Funktion ist das Entscheidende am Glauben.

Unterschiedliche Glaubensinhalte können die gleiche Funktion erfüllen: Dann sind sie untereinander austauschbar.

Die entscheidende Frage ist also nicht: „Was glaubt eine Person?“, sondern „Warum glaubt eine Person das, was sie glaubt?“

4.2 Implikationen des psychologischen Glaubensbegriffs

Diese psychologische Definition von *Glaube* hat einige Implikationen:

- Glaube *hat immer mit eigenen Motiven und Normen zu tun (also dem, was man möchte oder dem, was „man muss“)*: Man glaubt nur das, was für einen selbst wichtig ist und *man glaubt es, weil es für einen wichtig ist.*
- Glaube ist daher kein rationaler Akt, sondern ein motivational-affektiver, eine Beurteilung des *affektiven Systems.*
- Da Glaube im affektiven System verankert ist, ist Glaube änderungsresistent: Eine Person wird persönlich wichtige Aspekte nicht ohne Weiteres aufgeben, solange sich die motivationalen (oder normativen) Gründe dafür nicht ändern.
- Dass Glaube keine rationale Entscheidung ist (sondern eine affektive), müssen Glaubensinhalte auch nicht rational oder empirisch begründet sein und Glaubensinhalte sind auch nicht durch rationale Argumente aufhebbar! Rationale Argumente gehen an dem eigentlichen *Kern* geglaubter Aussagen vorbei!
- Daher können geglaubte Annahmen mit tatsächlichen Daten über Realität gut übereinstimmen, sie können aber auch „von Fakten abweichen“. Im drastischen Fall kann eine Glaubensannahme der Realität krass widersprechen, sodass sie von Interaktionspartnern als „absurd“, „realitätsfern“ u. a. angesehen werden kann.
- Betrachtet man „Wissen“ als die Summe validierter, realitätskompatibler Annahmen, dann wird deutlich, dass „Wissen“ und „Glauben“ voneinander unabhängig sind: Man kann etwas glauben, das man weiß, aber der Glaube kann Wissen auch widersprechen.

- Die Person entscheidet sich dazu, etwas Bestimmtes zu glauben. Daher glaubt sie es auch so lange, wie diese Entscheidung gültig ist. Sie kann sich aber unter bestimmten Umständen dazu entscheiden, die Annahme *nicht mehr* zu glauben.

4.3 Verbindlichkeit von geglaubten Annahmen

Glaube hat aber noch eine zweite Dimension: Die *subjektive Verbindlichkeit*, die eine Glaubensannahme für eine Person hat.

Eine Annahme kann von der Person *„fest und unumstößlich" geglaubt* werden. Dann

- hat die Annahme eine extrem hohe Verbindlichkeit,
- ist die Annahme für die Person subjektiv äußerst bedeutsam,
- ist sie hoch änderungsresistent.

Eine Annahme kann aber auch eher *die Form einer „Empfehlung" haben: Man kann an etwas glauben, aber es ist nicht so wichtig.*

In diesem Fall

- ist die Annahme für die Person nicht sehr verbindlich,
- ist die Annahme subjektiv für die Person auch nicht so wichtig,
- kann die Person die Annahme relativ leicht aufgeben.

Damit kann man aber auch umgekehrt schließen: Ist eine Annahme einer Person sehr verbindlich und hoch änderungsresistent, dann muss diese Annahme für die Person subjektiv von sehr großer Bedeutung sein.

Ist die Annahme wenig verbindlich und „disputierbar", dann kann sie subjektiv nicht sehr bedeutsam sein.

Die gleichen Gesetzmäßigkeiten ergeben sich, wenn eine Person sich dazu entscheidet, eine Annahme *nicht zu glauben*: Dann ist es für sie persönlich wichtig, diese Annahme abzulehnen, sie für „unwahr" etc. zu halten, weil sie Motiven, Normen etc. (mehr oder weniger massiv) widerspricht.

Für den Fall

- eine Annahme wird geglaubt und
- eine Annahme wird nicht geglaubt

gelten die gleichen Überlegungen: „Nicht glauben" ist nur ein Glaube mit negativem Vorzeichen.

4.4 Glaube und Selbsttäuschung

Aus den Überlegungen sollte nun deutlich werden, in welchem Verhältnis Glaube und Selbsttäuschung stehen.

Man kann demnach sagen:

- Glaubt die Person selbst-relevante Annahmen, die weitgehend valide sind, ist das Ausmaß der Selbsttäuschung null oder gering: Das, was sie glaubt, deckt sich weitgehend mit Daten oder Schlüssen aus der Realität.
- Glaubt die Person jedoch selbst-relevante Annahmen, die unvalide sind, dann liegt eine Selbsttäuschung vor.
- Je stärker die Annahme dabei von der Realität abweicht, desto größer ist das Ausmaß der Selbsttäuschung (denn desto mehr „verzerrt" die Annahme „die Realität").
- Und: Je änderungsresistenter eine unvalide Annahme ist, desto größer ist das Ausmaß der Selbsttäuschung (da sie sich dann kaum noch korrigieren lässt).

4.5 Konsequenzen geglaubter Annahmen

Die Annahmen, die ich glauben will und auch die sich daraus ergebenden defensiven kognitiven Strategien können im Kontext der Person (in ihrer Realität) durchaus unterschiedliche Arten von Konsequenzen haben.

Die Annahmen können *positive Konsequenzen* haben, die Annahme kann eine Person z. B. handlungsfähig machen, entscheidungsfähig, kann ein Gefühl innerer Stabilität erzeugen u. ä. Das heißt, die Annahme führt internal wie interaktionell zu positiven Effekten. Dadurch sollte die Annahme bekräftigt, verstärkt werden und das, da sie in der Realität gut funktioniert, auch zurecht.

Die Annahme kann jedoch auch konsequenzlos bleiben, also *irrelevant* sein: Zum Beispiel, handelt die Person nie explizit nach der Annahme, erzeugt damit also weder internale noch interaktionelle Konsequenzen. Sie hat die Annahme nur, damit sie sich internal regulieren kann, also ihr System stabilisiert: Dies ist aber lediglich der Grund dafür, die Annahme überhaupt zu glauben! Weitere Effekte hat die Annahme nicht.

Unglücklicherweise kann eine geglaubte Annahme aber auch *negative* bis deutlich negative Effekte aufweisen. Sie kann eine Person dazu veranlassen, ungünstige Entscheidungen zu treffen, ungünstig zu handeln u. a. Und dadurch erzeugt sie in ihrem Kontext negative Konsequenzen: Sie schätzt Situationen falsch ein, überschätzt ihre Fähigkeiten, macht falsche Vorhersagen über die Reaktion anderer mit (u. U. sehr stark) negativen kurzfristigen und/oder langfristigen Effekten.

Literatur

Schischkoff, G. (1965). *Philosophisches Wörterbuch.* Stuttgart: Alfred Kröner.

5 Realität

Selbsttäuschung bedeutet, etwas zu glauben, was von der „Realität" abweicht. Dabei ist „Realität" ein schwieriges Konstrukt. Hier soll eine Definition gegeben werden.

5.1 Der Begriff empirischer Validität

Auch der Begriff „Wahrheit" hat unterschiedliche Bedeutungen: Im einfachen Fall heißt eine Aussage „wahr", wenn sie valide ist, also mit den Daten der Realität übereinstimmt.

Der Begriff „Wahrheit" wird aber auch verwendet, wenn man annimmt, dass Aussagen absolut gültig sind, wenn Aussagen die Realität vollständig, endgültig und unveränderbar erkannt haben. Eine solche Konzeption von „Wahrheit" soll im Folgenden gemeint sein.

Man kann erkenntnistheoretisch sagen, dass niemand exakt weiß, was „Realität" ist: Und auch Wissenschaft erkennt keine „letzten Wahrheiten", sondern sie entwickelt immer *validere Modelle der Realität,* die aber von anderen Modellen abgelöst und ersetzt werden können (vgl. Baumann 2006; Bunge und Mahner 2004; Ernst 2014; Gabriel 2012; Grundmann 2008; Janich 2000; Vollmer 1975, 2003).

Ziel von Wissenschaft ist also nicht die „Schaffung von Wahrheit": Denn letztlich wird immer unklar bleiben, was genau „die Wahrheit", also die empirisch valide, „letzte" Erkenntnis ist. Ziel von Wissenschaft ist es, Theorien

R. Sachse, *Psychologie der Selbsttäuschung*, Psychotherapie: Praxis, https://doi.org/10.1007/978-3-662-61268-2_5

zu entwickeln, die empirisch möglichst gut belegt, mit anderen Theorien konsistent, widerspruchsfrei u. ä. sind. Dabei kann und wird eine Theorie, die heute valide erscheint, morgen durch neue Daten falsch, modifikationsbedürftig, erweiterungsbedürftig usw. erscheinen (vgl. Holzkamp 1967; Kuhn 1967; Popper 2005; Ruß 2004; Weizsäcker, von, C.F. 2006).

Das wesentliche Kriterium, das man an eine Theorie oder ein Modell stellen kann und sollte, ist damit *Validität*: In welchem Ausmaß ist das Modell durch Daten irgendwelcher Art gestützt? Gibt es ein „empirisches Fundament"? Das im Augenblick möglichst gut empirischen Daten entspricht?

Dabei kann ein solches empirisches Fundamt reichen von

- einer extrem guten empirischen Absicherung aus Beobachtungen, Untersuchungen, Experimenten, die alle die Theorie bestätigen und die alle in sich konsistent sind (derartige Theorien sind z. B. die Evolutionstheorie (Darwin 1966; Fortey 2002; Kutschera 2006, 2009; Mayr 2005), die Relativitätstheorie (vgl. Gaßner und Müller 2019; Hemme 1999; Sonne und Weiß 2013) und die Quantentheorie (vgl. Görnitz 2006; Kiefer 2004)) *bis zu*
- einem Modell über Realität, das ein Alltagsmensch hat, das auf persönlichen Erfahrungen beruht: Auf Erlebnissen, beobachteten Ereignissen usw. sowie den Schlüssen daraus. Auch dieses Modell hat eine „empirische Absicherung", sie ist aber natürlich mit wissenschaftlichen Standards nicht vergleichbar. Die empirische Absicherung ist aber *nicht Null*: Eine Person kann begründen, wie sie auf Annahmen kommt, welche Beobachtungen ihnen zugrundeliegen, welche Schlüsse sie gezogen hat usw. Diese Art der empirischen Absicherung soll als *Alltagsvalidität* bezeichnet werden.

5.2 Realitätsmodell

Vor allem aufgrund solcher existierenden Alltagsvalidität kann man, jenseits aller erkenntnistheoretischer Vorbehalte, davon ausgehen, dass eine Person vielleicht nie erkennen kann, wie „die Realität wirklich ist", dass sie aber dennoch ein valides, im Alltag funktionierendes *Realitätsmodell* haben kann (und haben muss! vgl. Johnson-Laird 1983; Mandl und Spada 1988; Seel 1991).

Eine Person entwickelt ein Modell darüber,

- wie ihr unmittelbarer Kontext funktioniert,
- was sie von Interaktionspartnern erwarten kann und was nicht,

- wie Interaktionspartner auf bestimmte Handlungen reagieren und wie nicht,
- welche Konsequenzen bei welchem Handeln mit welcher (grob eingeschätzten!) Wahrscheinlichkeit zu erwarten sind usw. usw.

Um im Alltag einigermaßen funktionieren zu können,

- *muss* eine Person ein Modell über die Realität aufbauen und zur Verfügung haben,
- muss sich die Person bei Interpretationen, Entscheidungen und Handlungen an diesem Modell orientieren,
- muss das Modell ein bestimmtes Ausmaß an Validität aufweisen,
- muss die Person in der Lage sein, das Modell ständig zu prüfen, zu modifizieren und zu elaborieren, vor allem, um sich neuen situativen Gegebenheiten anpassen zu können.

Allgemein kann man sagen, dass ein Modell eine hohe oder niedrige *Funktionalität* haben kann:

- Ist es hoch funktional, dann erlaubt es der Person Handlungen, die mehr Gewinne als Kosten einbringen.
- Ist es niedrig funktional, dann führt es dazu, dass Handlungen der Person mehr Kosten erzeugen als Gewinne einbringen.

Und, was im Alltag vor allem zählt, ist die *Funktionalität* eines Realitätsmodells: Und das lässt sich sowohl von der Person, als auch von einem Beobachter relativ valide beurteilen.

„Gut" ist ein Realitätsmodell also dann, wenn es „im Alltag funktioniert", wenn sich damit Effekte vorhersagen lassen, wenn es effektive Handlungen ermöglicht und wenn es mehr Gewinne als Kosten produziert. Dementsprechend kann ein Realitätsmodell auch „schlecht" sein.

Personen benötigen im Alltag *gute Realitätsmodelle*, also Modelle, an denen sie sich effektiv orientieren können.

Damit werden (psychologisch betrachtet) Realitätsmodelle nicht nach ihrer „Wahrheit" beurteilt, sondern nach ihrer Funktionalität.

Und wie in der Wissenschaft, so legen auch im Alltag bestimmte „Daten" bestimmte Schlüsse nahe: Sind die Schlüsse korrekt, dann bilden sie ein gutes Realitätsmodell. Sind die Schlüsse inkorrekt oder ignoriert eine Person wichtige Daten, dann wird das Modell schlechter: Die Wahrscheinlichkeit steigt, dass es in der Realität der Person schlechter funktioniert. Ein Modell, das auf Daten und richtigen Schlüssen basiert, ist damit

- hoch valide (zutreffend) und
- hoch funktional, d. h. es funktioniert in der Realität gut.

Ein Modell, das nicht auf Daten oder auf falschen Schlüssen basiert,

- ist nicht valide und
- es funktioniert in der Realität nicht gut.

Und eine Person oder ein Beobachter können durchaus beurteilen,

- wie gut Daten berücksichtigt werden,
- wie zutreffend die Schlüsse aus den Daten sind,
- welche Kosten und Gewinne eine Annahme nach sich zieht.

Also: Auch wenn niemand genau weiß, was Realität letztlich ist, so kann man doch recht gut die Validität und Funktionalität von Realitätsmodellen abschätzen. Und wenn im Weiteren von „Realität" die Rede ist, dann sollen damit Realitätsmodelle in diesem Sinne gemeint sein!

Literatur

Baumann, P. (2006). *Erkenntnistheorie*. Stuttgart: Metzler.

Bunge, M., & Mahner, M. (2004). *Über die Natur der Dinge. Materialismus und Wissenschaft*. Stuttgart: S. Hirzel.

Darwin, C. (1966). *Die Abstammung des Menschen*. Stuttgart: Alfred Kröner.

Ernst, G. (2014). *Einführung in die Erkenntnistheorie*. Darmstadt: Wissenschaftliche Buchgesellschaft.

Fortey, R. (2002). *Leben. Eine Biographie. Die ersten vier Milliarden Jahre*. München: Deutscher Taschenbuch.

Gabriel, M. (2012). *Die Erkenntnis der Welt – Eine Einführung in die Erkenntnistheorie*. Freiburg/München: Karl Alber.

Gaßner, J. M., & Müller, J. (2019). *Können wir die Welt verstehen? Meilensteine der Physik von Aristoteles zur Stringtheorie*. Frankfurt: S. Fischer.

Görnitz, T. (2006). *Quanten sind anders. Die verborgene Einheit der Welt*. Heidelberg: Spektrum.

Grundmann, T. (2008). *Analytische Einführung in die Erkenntnistheorie*. Berlin: de Gruyter.

Hemme, H. (1999). *Die Relativitätstheorie*. Augsburg: Weltbild.
Holzkamp, K. (1967). *Wissenschaft als Handlung*. Berlin: Walter de Gruyter & Co.
Janich, P. (2000). *Was ist Erkenntnis? Eine philosophische Einführung*. München: C.H. Beck.
Johnson-Laird, P. N. (1983). *Mental models: Towards a cognitive science of language, inference, and consciousness*. Cambridge: Cambridge University Press.
Kiefer, C. (2004). *Quantentheorie*. Frankfurt: Fischer Taschenbuch.
Kuhn, T. S. (1967). *Die Struktur wissenschaftlicher Revolution*. Frankfurt: Suhrkamp.
Kutschera, U. (2006). *Evolutionsbiologie*. Stuttgart: Eugen Ulmer.
Kutschera, U. (2009). *Tatsache Evolution. Was Darwin nicht wissen konnte*. München: Deutscher Taschenbuch.
Mandl, H., & Spada, H. (1988). *Wissenspsychologie*. München: Psychologie-Verlags-Union.
Mayr, E. (2005). *Das ist Evolution*. München: Goldmann.
Popper, K. R. (2005). *Logik der Forschung* (11. Aufl.). Tübingen: Mohr Siebeck.
Ruß, H. G. (2004). *Wissenschaftstheorie, Erkenntnistheorie und die Suche nach der Wahrheit. Eine Einführung*. Kohlhammer: Stuttgart.
Seel, N. M. (1991). *Weltwissen und mentale Modelle*. Göttingen: Hogrefe.
Sonne, B., & Weiß, R. (2013). *Einsteins Theorien. Spezielle und Allgemeine Relativitätstheorie für interessierte Einsteiger und zur Wiederholung*. Berlin: Springer Spektrum.
Vollmer, G. (1975). *Evolutionäre Erkenntnistheorie*. Leipzig: S. Hirzel.
Vollmer, G. (2003). *Wieso können wir die Welt erkennen?* Leipzig: S. Hirzel.
von Weizsäcker, C. F. (2006). *Die Tragweite der Wissenschaft*. Stuttgart: S. Hirzel.

6

Glaube und Realität

Hier soll begründet werden, dass sich Glauben und valide Modelle über die Realität nicht widersprechen: Eine Person kann etwas glauben, das hoch valide ist oder auch etwas, das gut widerlegt ist. Eine Skala über diesen Zusammenhang wird vorgestellt.

6.1 Vereinbarkeit

Glaube und Realität können nun in unterschiedlichem Verhältnis zueinander stehen. Jemand kann etwas glauben, was sehr gut bewiesen ist: Dann stehen Glauben und Realität vollkommen in Einklang (das macht erneut deutlich, dass man hier Glauben und „Wissen“ als unabhängige Dimensionen betrachtet und nicht als Gegensätze!). Eine Person kann jedoch auch etwas glauben, was allen verfügbaren Daten eklatant widerspricht: Dann stehen Glaube und Realität in krassem Gegensatz.

Entsprechendes gilt auch, wenn eine Person eine sehr gut validierte Theorie *nicht* glaubt: Auch dann stehen Glaube und Realität im Gegensatz.

Völlig anders ist es, wenn die Person eine unvalide Theorie *nicht* glaubt.

R. Sachse, *Psychologie der Selbsttäuschung*, Psychotherapie: Praxis,
https://doi.org/10.1007/978-3-662-61268-2_6

6.2 Glaube ist notwendig

Nun könnte man einwenden, dass man Annahmen, die gut bewiesen sind, gar nicht glauben muss: Aber das geht wieder von einem Gegensatz von Glauben und Wissen aus.

Psychologisch gesehen kann man auch gut bewiesene Annahmen *nicht* glauben und nicht bewiesene Annahmen glauben.

Und: Damit man eine Annahme für sich akzeptiert, sie sich „zu eigen macht", muss man sie glauben.

Eine Person muss sich eine Annahme persönlich zu Eigen machen, damit diese auch zu einem persönlichen Standard, einer persönlichen Orientierung wird: Und um das zu tun, muss sie die Annahme glauben.

Im Alltag muss man daran glauben, dass man effektiv handeln kann, man muss also an seine eigene Selbsteffizienz glauben. Tut man dies nicht, hat man ein gravierendes Problem, denn ein Fehlen von Selbsteffizienzerwartung ist ein massiver Motivationskiller.

Damit eine Annahme Teil meines Weltbildes, meines Realitätsmodells, meiner Identitätsdefinition o. a. werden kann, muss ich sie glauben: Also mich dafür entscheiden, sie für mich als persönlich relevant zu bewerten und dafür sie (für mich) für „wahr", zutreffend zu halten.

> *Jeder Mensch muss also glauben.* Zweifelt man nur, wird man vollständig handlungsunfähig.

Die Frage ist danach psychologisch nicht, *ob* man glaubt oder nicht: Zu Glauben gibt es gar keine Alternative.

Die relevante Frage ist: *Was* man glaubt oder, genauer gesagt, ob das, was man glaubt, mit Daten und Schlüssen aus der Realität kompatibel ist.

Damit glauben auch Wissenschaftler: Ein Wissenschaftler macht sich eine wissenschaftliche Aussage nur dann zu eigen, vertritt sie, verteidigt sie, bemüht sich, sie zu untermauern usw., wenn er sie glaubt: Wenn er subjektiv davon überzeugt ist, dass sie zutreffend ist. Erst wenn er sie glaubt, wird eine Theorie zu *seiner* Theorie.

Daher wird und muss jeder Wissenschaftler auch glauben!

Allerdings: Wissenschaftler glauben meist an *bewiesene* Annahmen und sie sind willens, das, was sie glauben, auch wieder in Zweifel zu ziehen (obwohl es viele Beispiele dafür gibt, dass manche Wissenschaftler ihre Glaubensannahmen trotz evidenter Gegenbeweise *nicht* aufgegeben haben!). Wir alle glauben viele Dinge, unterscheiden uns aber stark darin, *was wir glauben und wie änderungsresistent unser Glaube ist*!

6.3 Skala der Arten des Glaubens

Wenn man will, kann man eine *Skala der Widersprüche* zwischen Glauben und Realität aufmachen, um das Ausmaß des Widerspruchs zu erfassen. Diese Skala erfasst, in welchem Ausmaß ein Glaube realen Daten folgt bzw. in welchem Ausmaß er solchen Daten widerspricht.

Diese *Skala des Widerspruchs* könnte wie folgt aussehen:

- Glaube 1: Die Person glaubt an eine sehr gut validierte Theorie bzw. an ein gut validiertes Realitätsmodell.
- Glaube 2: Die Person glaubt an eine hinlänglich gut validierte Theorie oder an ein relativ gut funktionierendes Realitätsmodell.
- Glaube 3: Die Person glaubt an eine Theorie, die nicht validiert ist oder ein Realitätsmodell, das nicht überprüft ist.
- Glaube 4: Die Person glaubt eine Theorie, die schon deutlich widerlegt ist oder an ein Realitätsmodell, das sich eher nicht bewährt hat.
- Glaube 5: Die Person glaubt an eine Theorie, die eindeutig widerlegt ist oder an ein Realitätsmodell, das eindeutig gescheitert ist.

Das Entsprechende gilt für *Nicht-Glauben*:

- Glaube 5: Die Person glaubt eine valide Theorie oder ein sehr bewährtes Modell nicht.
- Glaube 4: Die Person glaubt an eine hinlänglich validierte Theorie oder ein bewährtes Modell nicht.
- Glaube 3: Die Person glaubt eine Theorie oder ein Modell ohne Beweise nicht.
- Glaube 2: Die Person glaubt an eine deutlich widerlegte Theorie oder ein weitgehend gescheitertes Modell nicht.
- Glaube 1: Die Person glaubt an eine eindeutig widerlegte Theorie oder ein eindeutig gescheitertes Modell nicht.

Es ist klar, dass es auch andere Gründe für Glauben 3, 4 oder 5 geben kann als Selbsttäuschung: So kann z. B. ein Wissenschaftler aus guten Gründen eine Hypothese verfolgen, die gegen geltende Theorie verstößt – und er kann damit recht behalten! Er weigert sich also, an eine (scheinbar) gut begründete

Theorie zu glauben. In dem Fall *gibt es dafür jedoch eine klare Begründung*, die aus anderen Theorien oder Daten schlüssig abgeleitet wird. Und vor allem: Der Wissenschaftler bemüht sich dann, die neue, abweichende Hypothese *zu prüfen*, also entweder zu verwerfen oder zu validieren!

Uns interessieren hier aber die Fälle, in denen eine Person zu Annahmen vom Typ Glauben 3, 4 oder 5 neigt, um eine Selbsttäuschung zu realisieren.

6.4 Stärke oder Verbindlichkeit des Glaubens

Auf jeder der 5 Ebenen kann auch noch das *Ausmaß, die Stärke des Glaubens* variieren: Man kann ein valides Modell sehr stark glauben oder es eher wahrscheinlich finden; man kann ein unvalides Modell stark glauben oder eher als „Denkmodell" betrachten.

Das Ausmaß, in dem man eine Annahme glaubt, kann also eher schwach, für die Person wenig verbindlich sein; das Ausmaß kann jedoch auch sehr stark, für die Person absolut verbindlich, zwingend sein.

Im ersten Fall kann eine Person eine geglaubte Annahme leicht in Zweifel ziehen, modifizieren oder aufgeben; im zweiten Fall kann sie das nicht: Sie wird ihre Annahme verteidigen, sie schützen, versuchen, auf alle Fälle daran festzuhalten.

Und dies wiederum hängt mit der persönlichen Relevanz zusammen: Eine Person wird eine Annahme dann stark glauben, wenn diese für sie persönlich von (sehr) hoher Relevanz ist, wenn sie die Annahme macht, dass der Glaubensinhalt in ihrem System eine Schlüsselrolle spielt, sie denkt, „dass sie ohne ihn nicht existieren kann" oder sich (massiv) bedroht fühlt.

Glaube 1 und Glaube 2 schaffen im System des Klienten keine Diskrepanz: Glauben und Wissen weisen in die gleiche Richtung und sind konsistent.

Glaube 3 erzeugt eine neue Art von Diskrepanz: Man glaubt etwas ohne Basis und das kann der Person irgendwo bewusst sein.

Glaube 4 und 5 erzeugen starke Diskrepanzen: Denn dieser Glaube wird durch Daten, Informationen, Aussagen anderer usw. immer wieder „angegriffen": Es wird der Person in mehr oder weniger großem Ausmaß vermittelt, *dass mit der Annahme etwas nicht stimmt.*

> Und *je stärker die geglaubte Annahme Daten der Realität widerspricht, desto schwieriger ist es, die Annahme aufrechtzuerhalten.* Und damit muss die Person dann erneut etwas tun, um diese Diskrepanz zu reduzieren. Und: Diese Intention wird umso stärker, je größer und deutlicher diese Diskrepanz ist.

Und auch: Je stärker die Diskrepanz ist, umso anstrengender wird es sein, die geglaubte Annahme gegen alle anders lautenden Informationen zu schützen.

Hilfreich ist es hier, bestimmte *kognitive Schutzstrategien* zu entwickeln als interne Argumente dafür, warum die Annahme eben doch stimmt, warum man sie dennoch glauben sollte usw.: Diese Strategien machen es der Person möglich, eine Annahme zu glauben, obwohl sie ständig in Frage gestellt wird.

Und es ist klar: Solche Strategien sind besonders dann wichtig, je subjektiv bedeutsamer eine Annahme ist: Ist eine Annahme für mich existentiell wichtig, dann muss sie logischerweise auch extrem stark geschützt werden! *Und dann kann der Schutz auch schnell wichtiger werden als jeder Realitätsbezug*: Massiv schützende Strategien können daher Argumente enthalten, die überhaupt nicht mehr mit der Realität korrespondieren, sondern abgehoben und absurd werden. Man sollte hier bedenken, dass die Aufgabe der Strategien aber auch *Schutz* ist, nicht „Realitätsbezug"!

Daher muss man annehmen: Je größer die Diskrepanz zwischen Glauben und Realität ist (von Glaube 1 bis 5)

und

umso stärker der Glaube auf einer dieser Ebenen ausgeprägt ist,

desto aufwendiger und anstrengender ist es, den Glauben aufrechtzuerhalten.

Und

desto mehr kognitive, defensive Strategien werden erforderlich.

Und

umso krasser und realitätsverzerrender können diese Strategien werden.

6.5 Konstruktiver Glaube

Wie deutlich geworden ist muss eine Person Annahmen glauben, damit diese zu persönlichen Standards, Orientierungen o. a. werden können. Da aber deutlich geworden ist, dass Glaube unter bestimmten Bedingungen zu Selbsttäuschungen führen kann, ist eine interessante Frage, *wie eine Person mit*

Glauben umgehen kann, ohne dass Selbsttäuschung erforderlich wird. Dies ist die Frage nach einem konstruktiven Umgang mit Glauben.

Dazu lassen sich einige Aussagen ableiten.

Ein konstruktiver Umgang mit Glaube liegt dann vor, wenn eine Person

- eine Annahme nicht nur einfach glaubt, sondern für sich klärt, was die Annahme für sie persönlich bedeutet, warum sie wichtig ist;
- sich *bewusst* dazu entschließt, eine Annahme zu glauben (oder nicht zu glauben);
- in jedem Fall versucht, auch rationale Gründe für eine Annahme zu finden, also klärt, welche Daten, Schlüsse usw. für die Annahme sprechen;
- versucht, sich darüber klar zu sein, welche unbewiesenen Annahmen sie glaubt oder welche ihrer Annahmen welchen Daten, bewiesenen Aussagen etc. widersprechen;
- versucht, mit dem Glauben an unbewiesene oder unbeweisbare Annahmen vorsichtig zu sein und diese nur dann glaubt, wenn es Gründe dafür gibt *und* wenn die Annahme keine negativen Auswirkungen hat;
- beim Glauben der Kategorie 4 oder 5 sehr gute Gründe dafür hat (z. B. die Annahme, eine andere Hypothese beweisen zu können),
- bereit ist, geglaubte Annahmen zu hinterfragen, in Zweifel zu ziehen, zu modifizieren und gegebenenfalls aufzugeben;
- von Zeit zu Zeit Annahmen prüft, ob sie überhaupt auf Daten beruhen, hinreichend abgesichert sind;
- *also trotz allen Glaubens in der Lage ist, skeptisch zu sein und zu zweifeln und wenn sie aufkommende Zweifel ernst nimmt und verfolgt.*

Ein Begriff wie „Skepsis“ bedeutet damit nicht, „nichts zu glauben“: Er bedeutet, dass die Person in der Lage ist, das Geglaubte in Frage zu stellen und gegebenenfalls auch zu verwerfen.

7

Defensive kognitive Strategien

Dinge zu glauben, die der Realität widersprechen, ist für eine Person schwierig. Um dies aufrecht zu erhalten, benötigt die Person bestimmte kognitive Strategien. Diese sogenannten „defensiven Strategien" werden hier dargestellt.

7.1 Gründe für defensive Strategien

Eine Annahme, an die man glauben will, weil sie affektiv persönlich bedeutsam ist, kann (wie ausgeführt) mit Daten und Schlüssen, also kurz gesagt mit der Realität gut oder recht gut übereinstimmen. In diesem Fall ist das System konsistent: Geglaubte Annahme und Realitätseinschätzungen stimmen (im Wesentlichen) überein.

In einem solchen Fall wird die geglaubte Annahme nicht in Frage gestellt, nicht durch inkonsistente Daten, Schlüsse („Fakten") angegriffen. In diesem Fall ist daher, selbst wenn die Annahme von hoher persönlicher Bedeutung ist, keine Selbsttäuschung erforderlich. Und in diesem Fall benötigt eine Person auch keinerlei defensive kognitive Strategie, um eine Annahme zu stützen. Das System der Person ist *konsistent*.

Es kann aber sehr wohl sein, dass eine geglaubte Annahme durch nichts gestützt wird (Glaube 3) oder sogar Daten und Schlüssen deutlich (Glaube 4) oder eklatant widerspricht (Glaube 5).

Für einen solchen Fall muss man annehmen, dass die Annahme ständig in Frage gestellt wird: Der Person werden Sachverhalte bewusst, die Zweifel aus-

R. Sachse, *Psychologie der Selbsttäuschung*, Psychotherapie: Praxis, https://doi.org/10.1007/978-3-662-61268-2_7

lösen; die Person stößt auf Hinweise, die Diskrepanzen erzeugen. Argumente anderer Personen stellen die Annahme in Frage und dies wieder und wieder.

Unter Umständen wird in Diskussionen etc. die Annahme der Person auch direkt von Interaktionspartnern *angegriffen*, die Person wird von anderen abgewertet, belächelt, bloßgestellt u. a.

Im Fall von Glaube 3, 4 oder 5 entsteht so eine neue Diskrepanz im System der Person: Die geglaubte Annahme wird (ständig, massiv o. ä.) in Zweifel gezogen. In solchen Fällen entstehen im System der Person Inkonsistenzen, Diskrepanzen: Diese sind unangenehm, erzeugen Spannungen, aversive Zustände u. ä.

Um die Annahme trotz aller dieser Zweifel aufrechterhalten zu können, muss die Person die Annahme *schützen*: Sie muss kognitive Strategien entwickeln, die die Annahme rechtfertigen, stützen, verteidigen, abschotten o. ä. Solche Strategien sollen hier als *defensive Strategien* bezeichnet werden (vgl. Haselton et al. 2005; Pohl 2017; Sachse 2016; Sachse und Wahlburg 2017a, 2017b).

Entwickelt eine Person erkennbar defensive Strategien, dann kann man umgekehrt schließen,

- dass sie eine Annahme entwickelt hat, die sie glauben will,
- dass diese Annahme zur Kategorie Glaube 3, 4 oder 5 gehört.

Und: Je ausgeprägter, stärker, hartnäckiger und „realitätsferner" diese Strategien werden, desto

- persönlich wichtiger ist die geglaubte Annahme,
- desto weniger ist die Person geneigt, diese Annahme in Frage zu stellen, zu disputieren o. ä.

Je nach Erfordernis können defensive kognitive Strategien somit

- *unterschiedlich elaboriert sein*: manche sind recht simpel, manche sind hoch ausgefeilt,
- *unterschiedlich realitätsfern sein*: einige sind noch relativ plausibel (oder nachvollziehbar), andere sind realitätsfern bis absurd,
- *unterschiedlich änderungsresistent sein*: manche Strategien kann man einer Person bewusst machen und sie kann erkennen, was sie tut; andere Strategien sind nicht disputierbar: Die Person nimmt nicht mal ansatzweise alternative Interpretationen zur Kenntnis.

Solche elaborierten, realitätsfernen und änderungsresistenten Strategien zu entwickeln und vor allem, sie im Alltag durchzuhalten, ist, so muss man annehmen, hochgradig *anstrengend und kapazitätsaufwendig.*

Anstrengend deshalb, weil man die Strategien immer wieder trotz aller „Versuchungen" aufrechterhalten, aufbauen, energetisieren muss und das wieder und wieder und wieder.

Kapazitätsaufwendig deshalb, weil man eine *Konstruktion* schaffen und aufrechterhalten muss und man muss sie ständig im Alltag verwenden und sich danach richten. Und das geht nur schwer automatisiert: Je komplexer die Konstruktion ist, desto mehr kognitive Ressourcen wird sie binden.

7.2 Abschottenden oder bestätigenden Kontext schaffen

Wie schon ausgeführt haben ja Informationen, die die geglaubten Annahmen in Frage stellen, eine ständige diskrepanz-fördernde Wirkung. Solche Informationen schaffen Unbehagen, Störungen, Verunsicherungen u. a. Also ist es für eine Person sinnvoll, solche Informationen möglichst auszublenden.

Schaffte es eine Person, sich gegen solche Informationen zu schützen, dann würde das die aktuelle Entstehung von Diskrepanz erheblich reduzieren und damit die geglaubten Inhalte stark schützen.

Ein solcher Zustand ist durchaus herstellbar: Die Person *schafft sich einen Kontext*, in dem sie überwiegend mit Personen zusammen ist, die ihren Glauben teilen und vermeidet so gut wie möglich Kontakt mit Personen oder Situationen, die die geglaubten Annahmen in Frage stellen.

Auf diese Weise entstehen sogenannte „Glaubensgemeinschaften": Diese sind nicht einfach nur Meetings Gleichgesinnter, vielmehr haben sie für den jeweiligen Glauben eine äußerst wichtige psychische Funktion: Sie stabilisieren den Glauben.

Und: Je besser eine solche Glaubensgemeinschaft es schafft, den Glauben zu stabilisieren, desto subjektiv bedeutsamer wird sie für die Person!

Und: Je schwächer die alternativen, defensiven Strategien einer Person sind, desto wichtiger wird eine Glaubensgemeinschaft.

Durch eine solche Gemeinschaft kann die Person es vermeiden, Diskussionen aufzusuchen oder aufnehmen zu müssen, von denen sie weiß, dass ihre Annahmen hinterfragt werden; sie vermeidet Sendungen, die das tun; sie vermeidet Kontakt mit Personen, die anderer Ansicht sind.

Im Extremfall schafft man sich ganz *eigene Kontexte*: Man umgibt sich mit Personen, die die eigenen Annahmen teilen, wohnt und lebt mit ihnen zusammen etc.

Einen Kontext kann eine Familie schaffen oder ein Freundeskreis: Man kann aber auch eine Glaubensgemeinschaft bilden oder, als extremste Lösung, eine ganze Subkultur innerhalb einer Gesellschaft. Und man kann versuchen, möglichst viel Zeit in diesem Kontext und möglichst wenig außerhalb zu verbringen. Dadurch kann man einlaufende, störende Informationen in hohem Maße ausfiltern: Man vermeidet den Kontakt mit Personen, die Annahmen in Frage stellen, sehr systematisch.

In weniger krassen Fällen kann eine Person aber auch partiell Kontrolle über andere Personen zu erlangen versuchen, z. B. indem sie auf einer Fete anderen verbietet, über religiöse Themen zu sprechen, da sie selbst religiös sei und solche Gespräche nicht wolle (was aber, wenn man sich die falschen Götter aussucht, zu massiven sozialen Konflikten führen kann!).

Eine solche Lösung hat jedoch noch einen anderen, sehr großen Vorteil: Sie schafft nicht nur einen Kontext, in dem Annahmen nicht in Frage gestellt werden, *sie schafft einen Kontext, in dem Annahmen ständig* ***bestätigt*** *werden.*

In einer solchen „Glaubensgemeinschaft" gibt es eine ständige intersubjektive Validierung eigener Annahmen: Alle glauben, dass bestimmte Annahmen wahr sind, alle bestätigen das, alle sagen, dass das richtig und notwendig ist usw. Und dies führt zu einer extremen Verstärkung der geglaubten Annahmen: Die Annahmen werden auch sozial wichtig, *zu einem identitätsstiftenden Element der Gruppe*, sie sind ein allgemeingültiger Standard und können so kaum noch in Frage gestellt werden.

Und eine weitere Strategie kann man besonders gut in einem solchen Kontext realisieren: Man kann in der Gruppe ein Gefühl von *Einzigartigkeit* pflegen. Alle Teilnehmer an der Gruppe sind wegen ihres Glaubens etwas Besonderes, besonders moralisch, erleuchtet, mit Wahrheit erfüllt, auserwählt usw. Und sie bestätigen sich auch das gegenseitig immer wieder. Die Wahrheit solcher Annahmen wird zu einer „sozialen Realität".

In einem Extremfall kann dies zu einer aggressiven Ausgrenzung von „Andersgläubigen" kommen, die abgewertet, bekämpft u. a. werden müssen.

All das ist nicht die Folge bestimmter Glaubens*inhalte*: Die jeweiligen Inhalte des Glaubens sind dabei komplett austauschbar.

All das wird lediglich bestimmt durch den Versuch, den jeweiligen Glauben *abzuschotten*!

7.3 Glaube, es gehe um Inhalte

Eine sehr wesentliche Strategie, um geglaubte Inhalte abzuschotten, besteht darin zu glauben, es gehe *zentral um die Inhalte* und es gäbe gar keine psychologischen Gründe für Glauben und Glauben habe mit Präferenzen, Befürchtungen etc. auch nicht das Geringste zu tun.

Diese Strategie ist sehr verbreitet: Personen, die Annahmen glauben, machen die Annahme:

- Genau *ihre* Annahme sei wahr und alle anderen seien falsch, unmoralisch, fehlerhaft etc.
- Deshalb gäbe es *zwingende inhaltliche* Gründe dafür, genau das und nichts anderes zu glauben.
- Dass es auch evident sei, dass alle, die sich damit auseinandersetzen würden, notwendigerweise dasselbe glauben müssten.

Deshalb nehmen Glaubende oft an, sie glaubten die Annahmen, weil es um die *Glaubensinhalte* gehe, darum, dass diese eindeutig richtig und zwingend seien.

Den psychologischen Hintergrund für Glauben blenden sie vollständig aus: Und das müssen sie auch, denn wenn sie sich eingestehen müssten, dass sie glauben, um ihre Psyche ins Gleichgewicht zu bringen, dann würde das die geglaubten Inhalte massiv *diskreditieren*! Allein eine solche Erkenntnis würde das Glaubenssystem massiv erschüttern und muss daher auf alle Fälle verhindert werden!

7.4 Kosten schönrechnen

Eine geglaubte Annahme, die wenig mit der Realität korrespondiert, kann (wie gesagt) dem Klienten mehr oder weniger starke Kosten verursachen.

Besonders brisant sind *Interaktionskosten*: Durch ihr Verhalten kann die Person Interaktionspartner verprellen, verletzen, verärgern.

Ein gutes Beispiel dafür sind sogenannte *Regeln*: Eine Regel ist eine Erwartung, die eine Person an Interaktionspartner hat, z. B.: Man hat mir immer uneingeschränkte Aufmerksamkeit zu geben.

Hat eine Person eine solche Regel, dann ist sie verärgert, wenn andere sich nicht daran halten und ihr z. B. keine Aufmerksamkeit geben.

Und sie fordert dann solche Aufmerksamkeit (unter Umständen aggressiv) ein und macht andere nieder, die sich nicht an die Regel halten.

Solche Vorgehensweisen findet man insbesondere bei Personen mit ausgeprägten Persönlichkeitsstörungen oder -stilen, vor allem bei histrionischer oder narzisstischer Störung. Und solche Regeln erzeugen immer Interaktionskosten, da Interaktionspartner sich, früher oder später, nicht mehr so behandeln lassen wollen/werden.

Die Kosten bestehen im Allgemeinen darin, dass in der Realität Effekte entstehen, wie z. B. Ablehnung, Abwertung, Ausgrenzung etc., die implizite oder explizite Motive der Person frustrieren, die eine Erreichung von Zielen sabotieren, die dazu führen, dass Emotionen wie Ärger, Traurigkeit, Schuld oder Scham ausgelöst werden.

Solche Kosten, vor allem die internalen Effekte wie Enttäuschung, Wut, Frustration u. a., können für die Person sehr unangenehm und belastend sein: Und diese Belastungen würden, wenn die Person die Kosten zutreffend auf sich, ihr Handeln und auf ihre ungünstigen Annahmen attribuieren würde, diese Annahme (zusätzlich) in Frage stellen und angreifen: Denn die Person müsste im Grunde sich mal fragen, ob sie überhaupt in irgendeiner Weise legitimiert ist, solche Regeln aufzustellen. Das aber genau will sie nicht, da sie glauben will, ein solches Vorgehen „stünde ihr zu".

Wenn die Person ihre Annahme aber nicht in Frage stellen, sondern schützen will, dann *muss sie Strategien entwickeln, um die Auswirkungen der Kosten zu minimieren.*

Hierfür gibt es eine Reihe von Möglichkeiten, die wir als „Strategien des Kostenschönrechnens" bezeichnen. Solche sind:

- *Kosten ignorieren*: Die Person kann die entstehenden Kosten (versuchen zu) ignorieren: Sie blendet diese Erkenntnisse, Schlüsse usw. aus ihrer Aufmerksamkeit aus, denkt gezielt nicht darüber nach, ignoriert entsprechende Informationen.

Diese Strategie ist bis zu einem gewissen Punkt erfolgreich: Die Person kann immer wieder so tun, als gäbe es gar keine Kosten, als sei „alles in Ordnung", laufe „störungsfrei" und „harmonisch". Sind andere Personen sauer, so kann sie sich einreden, dass „die sich schon wieder einkriegen wird", dass „alles nicht so tragisch ist" u. a. Damit kann die Person eine Illusion aufrechterhalten, was die problematische Annahme der Person deutlich schützt.

Die Strategie hat aber zwei Probleme:

1. Die Informationen über Kosten laufen ständig neu ein: Neue Konflikte, negatives Feedback, Absagen etc. Und jedes Mal, wenn das passiert, muss die Person die Strategie erneut anwenden. Sie kann das Problem also nicht „ein für alle Mal erledigen“: Vielmehr muss sie wachsam sein, schnell bemerken, wenn entsprechende Informationen eingehen und dann möglichst schnell entsprechende kognitive Prozesse aktivieren. Damit ist die Strategie *anstrengend und kapazitätsaufwendig*, was bedeutet, dass sie wohl nicht immer durchgehalten werden kann: Man muss davon ausgehen, dass Informationen über Kosten „durch den Filter durchgehen“ und nicht völlig ignoriert werden können.
2. Eine Motiv-Frustration wird durch das affektive System verarbeitet: Das bedeutet, dass entsprechende Effekte keiner expliziten kognitiven Verarbeitung bedürfen und es bedeutet auch, dass solche Verarbeitungsprozesse, wenn überhaupt, dann nur minimal durch kognitive Strategien „blockiert“ werden können.

   Die unmittelbaren Effekte einer Motiv-Frustration wirken im System, egal, ob die Person versucht, relevante Informationen auszublenden oder nicht. Und diese Effekte führen zu einer *kumulativen Unzufriedenheit*: Langsam baut sich im System eine Unzufriedenheit bei der Person auf.

   Bis zu einem bestimmten Ausmaß kann diese Unzufriedenheit ebenfalls von der Person ignoriert werden: Oberhalb eines bestimmten Intensitätsgrades (der individuell verschieden ist) dürfte die Ignorierung jedoch schwer fallen. Und auch dann, wenn selbst das der Person gelingen sollte, macht die Unzufriedenheit sich bemerkbar: Die Person bekommt eine „schlechte Stimmung“, wird „gereizt“, angespannt, unruhig, „nervös“, verliert Interesse an Aktivitäten u. ä.: Unzufriedenheit, die kumuliert und die die Person nicht abbaut, manifestiert sich in unspezifischer Weise im System. Dadurch entsteht ein doppelter Schaden: Da die Person die Kosten nicht mehr wahrnimmt und nicht mehr analysiert, kann sie nichts Effektives dagegen tun: Damit wird sich Unzufriedenheit aufbauen. Da sie diese aber auch nicht erkennt, leidet sie unter den unspezifischen Auswirkungen, kann aber dagegen nun auch nichts mehr tun. Die Falle ist zugeschnappt.

- *Kosten minimieren*: Die Person kann aber auch die Kosten (zumindest zu einem Teil) wahrnehmen und dann damit umgehen.

Dabei kann sie die Kosten runterrechnen, unterschätzen oder die Relevanz der Kosten „abwiegeln“:

- dass die Kosten „eigentlich“ gar nicht so schlimm sind,
- dass im Grunde jeder solche Kosten hat,
- dass sie „eigentlich“ mit den Kosten gut leben kann,
- und auch im Grunde stark genug ist, um die Kosten zu ertragen und damit umzugehen,
- dass sie im Grunde ja auch keine Wahl hat und daher diese Kosten ertragen muss,
- dass es ehrenhaft, ja heldenhaft ist, diese Kosten auszuhalten *und*
- dass es wahrscheinlich sei, dass die Kosten von selbst abnehmen.

Alle diese Strategien können die Kosten (zumindest eine Zeit lang) erträglicher machen. Jedoch kaum auf Dauer: Denn wenn man in einem problematischen System steckt und nichts dagegen tut, ist die Wahrscheinlichkeit, dass es sich verschlimmert, ca. 10 Mal so groß wie die Wahrscheinlichkeit, dass es sich selbst verbessert. Daher werden die Kosten zunehmen und damit wird die Anwendung derartiger Strategien immer schwieriger und anstrengender.

- *Saure-Trauben-Strategie*: Erreicht man positive Ziele nicht, dann kann man eine alt-beliebte Strategie verwenden, die uns ein Fuchs beigebracht hat: Erreiche ich begehrte Trauben nicht, dann kann ich mir einreden, sie seien ohnehin sauer und eigentlich gar nicht erstrebenswert.

Dies kann man relativ ausgefeilt praktizieren: Bekommt man den angestrebten Partner nicht, dann kann man

- seine positiven Eigenschaften systematisch abwerten, als irrelevant darstellen, als „unecht“ usw.,
- seine negativen Eigenschaften aufwerten: als schlimm darstellen, als „eigentlich“ unerträglich, als verwerflich usw.,
- ein Szenario entwickeln, wie schrecklich sich die Beziehung entwickelt hätte oder was alles Furchtbares hätte passieren können,
- sich deutlich machen, dass man jetzt ohne den Partner viel besser dran ist, glücklicher leben kann usw.

Wir werden sehen, dass solche Arten von Effekten auch eintreten, wenn eine Selbsttäuschung positiv ist: Bei Konflikten bezeichnen wir sie als „Kontrasteffekte“: Sie treten ein, wenn eine Person eine „echte“ Entscheidung trifft: Dort ist die psychische Situation aber grundlegend anders.

Nach einer echten Entscheidung

- treten solche Prozesse *von selbst auf*, ohne dass die Person sie bewusst intendiert,
- die dabei entstehenden Annahmen sind für die Person tatsächlich überragend,
- daher sind *diese* Effekte hilfreich und erfordern keinerlei Anstrengung.

Verwendet man dagegen die Saure-Trauben-Strategie als eine Selbsstäuschung, dann

- muss die Person sich bewusst zu einer solchen Strategie entscheiden,
- muss die Person sich die Argumente bewusst ausdenken,
- schon während sie es tut, erscheinen sie ihr eigentlich unplausibel und „herbeigezogen",
- daher braucht die Person Anstrengung und Kapazität, um die Konstruktion aufrecht zu erhalten.

- *Kosten oder Kosten-Ursachen weg-attribuieren*: Kosten sind für eine Person besonders dann problematisch, wenn sie annehmen muss, *dass sie die Kosten selbst produziert*, sie auf sich selbst attribuieren muss, also wenn sie für die Kosten selbst verantwortlich ist. Daher wird der psychologische Effekt von Kosten dadurch reduziert, indem man die Realität so konstruiert, dass man für die Kosten selbst gar nichts kann. Man attribuiert die Kosten

  - auf andere Personen: diese sind bösartig, ungeschickt, dumm, unvorsichtig etc. und erzeugen damit die Kosten; oder andere sind verantwortungslos, wälzen alles auf einen ab und übernehmen für nichts Verantwortung (natürlich erzeugt das System interessante Paradoxien!);
  - auf Situationen: dass man so gehandelt hat oder dass solche Effekte eingetreten sind, liegt an der Situation: Die Umstände waren ungünstig, man hat „den falschen Zeitpunkt" erwischt o. a.;
  - auf Schicksal: man kann aber auch annehmen, man sei „vom Schicksal gebeutelt", man habe sowieso immer Pech, man verliere immer, ziehe immer die schlechten Karten etc.;
  - auf „die Gesellschaft": dass man solche Kosten hat, liegt an der allgemeinen Ungerechtigkeit, die in „der Gesellschaft" herrscht, an den „unfairen Spielregeln", der systematischen Benachteiligung etc.

Durch solche Strategien kann man sich nicht nur anderen gegenüber als „Opfer" darstellen (und damit ein manipulatives Spiel spielen), sondern man kann sich auch *selbst* davon überzeugen, dass man ein Opfer *ist*.

7.5 Rechtfertigungen

7.5.1 Funktion

Eine Möglichkeit, Diskrepanzen „lebbar“ oder „aushaltbar“ zu machen, besteht darin, seinen Glauben, seine Entscheidungen, sein Handeln zu *rechtfertigen* (Schönbach 1990): Also „gute Gründe“ dafür zu finden oder zu erfinden, warum man etwas glauben kann, darf, muss, warum man sich so entschieden hat, wie man es getan hat oder warum man so handeln musste, wie man gehandelt hat. Mit solchen Gründen kann man (innere wie äußere) Zweifel „in Schach halten“, Angriffe aushebeln, innere Stimmigkeit herstellen.

Natürlich dienen Rechtfertigungen auch *interaktionellen* Zwecken: Sie sollen Interaktionspartnern klarmachen, dass mit dem eigenen Denken, Fühlen und Handeln „alles in Ordnung“ ist und dass man nicht von sozialen Normen und Regeln abweicht. Insofern können Rechtfertigungen auch manipulative Funktionen haben.

Hier soll aber nur der Selbsttäuschungsaspekt betrachtet werden: Man nutzt Rechtfertigungen, um sein System *intern* stimmig zu machen.

7.5.2 Die Rechtfertigung von Glaube

Es ist möglich, den Glauben an sich zu rechtfertigen, also Gründe dafür anzuführen, warum man eine bestimmte Annahme glaubt, glauben muss, glauben sollte (obwohl sie u. U. Fakten widerspricht).

Hier kann man, je nach verwendetem Glaubenssystem, verschiedene Argumente verwenden, z. B. das Argument,

- die Annahme sei „von Gott persönlich“ gesetzt und sei daher nicht hinterfragbar;
- die Annahme sei besonders ethisch, moralisch und sie zu leugnen bedeutet, man sei nicht moralisch;
- die Annahme sei besonders wichtig oder „unverzichtbar“, um soziales Leben zu regulieren und ihre Ignorierung werde ins Chaos führen u. ä.;
- die Annahme beruhe auf breitem sozialen Konsens und sie zu ignorieren bedeute, diesen Konsens zu verletzen u. ä.

Alle diese Rechtfertigungen enthalten erneut unbewiesene Annahmen, widerlegte Annahmen u. ä.: Man bedenke aber, dass die Person ja nur etwas braucht, um vor sich selbst gut dazustehen: Und auch da ist die Validität einer Annahme zweitrangig.

7.5.3 Rechtfertigung illegalen oder normabweichenden Handelns

Eine starke, internale Diskrepanz tritt dann auf, wenn eine Person deutliche internalisierte, soziale Normen aufweist: Sie hat also für sich selbst verbindliche Vorschriften darüber, wie sie sich sozial verhalten sollte und wie nicht.

Andererseits kann sie jedoch eine (starke) Tendenz aufweisen, sich kriminell oder normabweichend zu verhalten, z. B.

- möchte sie reich und erfolgreich sein, ist es aber nicht, denkt aber, dass sie es durch Betrug und Täuschung werden könnte: also entwickelt sie eine Tendenz, sich auch so zu verhalten;
- hat eine Person eine Norm, andere nicht zu schädigen, denkt aber, dass sie dadurch starke Gewinne machen kann, wenn sie andere ausbeutet, betrügt usw.; damit entwickelt sie entsprechende Tendenzen;
- hat eine Person die Norm, andere nicht zu verletzen: sie denkt jedoch, dass sie sich nur dann effektiv wehren kann, wenn sie aggressiv ist und damit andere schädigen muss, um ihre eigene Sicherheit zu gewährleisten; also entwickelt sie Tendenzen, das auch zu tun usw.

In allen Fällen erzeugen die Tendenzen jedoch aufgrund der persönlich relevanten Normen innere Diskrepanzen: Die Person möchte etwas tun, das ihr Gewinne einbringt, das sie für notwendig hält o. a.; dieses Handeln widerspricht jedoch den eigenen (internalisierten) Normen.

Nun kann sie prinzipiell die Entscheidung treffen, auf solche Handlungen zu verzichten und diese Tendenzen zu kontrollieren (was ihr wahrscheinlich, da es sich um Selbstkontrolle handelt, langfristig schwerfallen wird, aber sie kann es versuchen!).

Sie kann jedoch auch „der Versuchung erliegen“ und sich dafür entscheiden, die negative Handlung trotz der Normen auszuführen.

Tut sie Letzteres, dann entsteht eine Tendenz zur *Selbsttäuschung*: Sie muss die auftretenden Diskrepanzen irgendwie kompensieren.

Und dazu eignen sich sehr gut *Rechtfertigungen*. Solche sind z. B.:

- Ich betrüge jemanden und mache mir klar, dass das ok ist, da mir ohnehin „von der Gesellschaft etwas zusteht“.
- Ich nutze jemanden aus und mache mir klar, dass mich das Schicksal ohnehin gebeutelt und die Gesellschaft mich schlecht behandelt hat und dass es Zeit wird, „dass diese Ungerechtigkeit kompensiert wird“.
- Ich stehle jemandem etwas und mache mir deutlich, dass der ja ohnehin genug Geld hat, dass der sein Geld ohnehin erschwindelt hat oder dass

letztlich die Versicherung alles zahlt: Also macht dem anderen es nichts aus, es schädigt ihn gar nicht oder er hat es verdient.
- Ich vergewaltige eine Frau und denke, sie habe das ja „eigentlich" sowieso gewollt, habe eigentlich mit „nein" doch „ja" gemeint und deshalb sei ich ja doch berechtigt gewesen und habe sogar etwas Gutes getan.
- Ich habe Lust, jemanden zu verprügeln, nehme einen Migranten und denke, der habe sowieso kein Recht hier zu sein und ich beseitige sogar eine Gefahr.

Betrachtet man solche Rechtfertigungen, dann sieht man:

- Der Kreativität sind praktisch keine Grenzen gesetzt: Man kann alles verwenden, was immer man an Argumenten findet.
- Die Argumente müssen nur eine gewisse, rein subjektive Plausibilität aufweisen, damit die Person sie auch glauben kann.
- Sie können aber stark von allem abweichen, was man über „Realität" weiß.
- Sie können sogar massiv realitätsfern, absurd werden.
- Und sie können massiv perfide, zynisch u. a. werden.
- Und die Person kann es sogar schaffen, „aus Scheiße Gold zu machen", indem sie ihr Handeln sogar noch als positiv, wertvoll, bereichernd u. a. definieren kann. Im Grunde tut sie anderen noch Gutes, macht auf Missstände aufmerksam, bringt anderen wichtige Lektionen bei u. ä.

7.5.4 Unnötige Begründungen

Eine spezifische Art von Rechtfertigungen sind unnötige Begründungen: Die Person vertritt eine Annahme, die angegriffen, kritisiert, in Zweifel gezogen o. a. wird und sie gibt dafür Begründungen. *Diese sind aber ausführlicher, detailreicher u. a. als es erforderlich wäre.*

Dies tut sie *vor sich selbst*: Da die Zweifel stark sind, muss sie viele Begründungen finden, um die Zweifel zu kompensieren!

Sie tut das jedoch auch *vor anderen*: Und daran können Interaktionspartner die Tatsache und das Ausmaß einer Selbsttäuschung (und auch einer Täuschung!) erkennen.

Das übertriebene Ausmaß von Begründungen ist ein Zeichen dafür, dass eine *Diskrepanz* vorliegt: Denn hätte eine Person eine Annahme, die sie selbst gar nicht in Zweifel zieht, dann könnte sie sich entspannt damit auseinandersetzen: Die Gegenargumente analysieren, prüfen, erwägen und gegebenenfalls verwerfen.

In diesem Fall könnte sie gute Gründe für den eigenen Standpunkt und gegen den anderen vorbringen und wenn sie selbst überzeugt ist oder wenn sie denkt, der Interaktionspartner müsste nun überzeugt sein, kann sie mit dem Begründen aufhören.

Aktiviert eine Kritik jedoch eine Diskrepanz, dann kann sie das nicht. In dem Fall

- gibt sie Begründungen an Stellen, an denen sie gar nicht erforderlich sind, an denen die Annahme gar nicht wirklich in Frage steht;
- gibt sie ausführliche Begründungen, detailliertere, redundante Begründungen, die alle gar nicht erforderlich wären;
- führt sie Argumente an, die nicht treffen, „am Thema vorbeigehen", irrelevant sind u. a.;
- führt sie mehr Begründungen an, als notwendig wären.

Auf solche Strategien reagieren Interaktionspartner aber meist gar nicht mit mehr „überzeugt sein", sondern mit mehr Skepsis: Sie fragen sich nämlich, was der ganze Quatsch soll und schließen, dass etwas nicht stimmt.

Daher sollte man auch, wenn man Ausreden benutzt, nur *eine*, möglichst plausible Ausrede benutzen, nicht 3 oder 4 oder 5: Je mehr Gründe man dafür angibt, warum man etwas nicht getan hat, desto unplausibler ist die ganze Ausrede! Weniger ist eindeutig mehr!

7.5.5 Ignorieren wichtiger Erkenntnisse

Eine Person kann eine Diskrepanz aufweisen zwischen einer starken, motivationalen Tendenz (z. B. Alkohol zu trinken) und der Erkenntnis, dass dies schädlich für sie ist und zwar aus sehr vielen Gründen.

Diese Annahme, es sei besser, Alkohol zu kontrollieren, ist eine Annahme, der sie „eigentlich" folgen sollte.

Dies erfordert jedoch ein hohes Maß an Selbstkontrolle: Selbstüberwachung, Disziplin und den Verzicht auf Motivbefriedigung. Solche Vorgehensweisen sind anstrengend, kapazitätsaufwendig und frustrierend: Selbstkontrolle lässt damit meist mit der Zeit nach.

Dennoch lässt sich die Erkenntnis als solche häufig nicht ohne Weiteres ignorieren, vor allem, da sie gestärkt wird durch Interaktionspartner, die alle dasselbe sagen.

In einem solchen Fall erscheint Selbsttäuschung oft im Gewand einer „*Selbst-Überlistung*": Man verwendet Strategien, die die Selbstkontrolle austricksen und unterlaufen und die gleichzeitig die Annahme, Kontrolle von Alkohol sei besser, ruhigstellen.

Man kann solche Strategien als *„erlaubnis-erteilende Kognitionen“* bezeichnen.

Ein Alkoholiker weiß im Prinzip, dass er Alkohol völlig vermeiden muss: Tut er das nicht, droht ein Rückfall. Er will aber andererseits Alkohol nicht vermeiden, also trickst er die Selbstkontrolle aus. Dazu entwickelt er Kognitionen wie:

- Du kannst ja mit in eine Kneipe gehen. Da wirst du auch bestimmt nichts trinken.
- Du kannst mal an einem Bier schnuppern, du trinkst es ja nicht.
- Du darfst ja auch mal einen Schluck trinken, du stellst das Glas ja gleich wieder ab.
- Du darfst auch mal ein Glas trinken, du kannst ja jederzeit wieder aufhören usw.

Alle diese Kognitionen sind Selbsttäuschungen: Sie stimmen alle nicht und der Alkoholiker weiß das. Er erteilt sich aber auf diese Weise immer nur die Erlaubnis für einen kleinen Schritt: Und das kann doch nicht schlimm sein. Aber es ist klar: Sobald die Person der ersten erlaubniserteilenden Kognition folgt, ist ein Rückfall eingeleitet!

7.6 Verzerrung der Realität

7.6.1 Vorgehen

Eine geglaubte Annahme vom Typ 4 oder 5 wird immer wieder durch Daten und Schlüsse aus der Realität in Frage gestellt. Die Person stößt ständig auf Widersprüche: In der Zeitung, im Fernsehen, in Gesprächen usw. Sie wird von Interaktionspartnern herausgefordert, mit Daten konfrontiert u. a. Man kann sagen: Die Realität schlägt zurück!

Sie hat aber auch im westlichen Bildungssystem gelernt, dass es wichtig sei, sich an „Fakten“ zu orientieren und diese nicht zu ignorieren. Damit wird „die Realität“ zu einem wesentlichen „Feind“ geglaubter Annahmen.

Eine psychologische Möglichkeit, mit dieser Gefahr umzugehen, besteht darin, *die Realität zu verzerren*, sie also so zu verändern, dass sie ihren bedrohlichen Charakter verliert oder zumindest teilweise einbüßt.

Man kann dies als eine „drastische", defensive Maßnahme betrachten, denn dadurch schottet sich die Person von Daten und Schlüssen aus ihrem engeren und weiteren Kontext ab und nimmt sich letztlich damit auch die Möglichkeit, sich konstruktiv an Kontexte anzupassen.

Folgt eine Person solchen Strategien, dann ist die Intention eben nicht, eine möglichst valide Repräsentation „von Realität" zu schaffen, sondern ein Modell von Realität, das im System der Person möglichst wenige Probleme schafft.

7.6.2 Leugnung von Realitätsaspekten

Eine psychologische Strategie, um mit bedrohlichen Daten umzugehen, besteht darin, deren Existenz *einfach zu leugnen*: Die Daten existieren gar nicht oder nicht in dieser Weise, die „Fakten" sind Fiktion, bestimmte Aspekt der Realität gibt es gar nicht.

Die Person wird damit mit (validen) Daten oder Schlüssen konfrontiert und erklärt diese für falsch, unzutreffend oder auch als irrelevant.

Ganz besonders krass wird diese Strategie sichtbar bei den sogenannten „Kreationisten", also Personen, die alle Aspekte der Evolutionstheorie (z. B. Beck 1979; Bliss 1978; Braun-Urban 1982; Cremo und Thompson 1997; Hitzbleck 1978; Illies 1980; Lennox 2002; Parker 1980; Riegle 1974 und besonders krass: Zillmer 2001, 2004, 2005; die Bücher sind inhaltlich unsinnig, dennoch sind sie interessant – man kann darin die hier beschriebenen defensiven Strategien sehr gut in Aktion sehen) leugnen (zur kritischen Auseinandersetzung siehe Berra 1990; Godfrey 1983; Jessberger 1990; Kutschera 2009; Eldredge 2000; Mayr 2005).

Dies ist eine besonders krasse Form der Verzerrung: Sie ist eine Verzerrung, die im Grunde genommen sofort jeder bemerken kann und von der auch die Person selbst wissen sollte, dass sie sie realisiert (falls sie nicht massiv kognitiv eingeschränkt ist): Es ist so, als sehe man grün, behaupte aber, man sehe rot!

Trotz dieser Extremität kommt eine solche Strategie aber nicht so selten vor, z. B. bei Personen, die (allen Ernstes!) behaupten, die Erde sei flach und die Sonne kreise um die Erde! Offenbar halten sie diese Annahme ernsthaft aufrecht, selbst wenn sie sich damit extrem lächerlich machen.

Natürlich kann man derart krass unsinnige Annahme auch nur durch krasse Maßnahmen schützen: Man muss alles leugnen, ignorieren, was es an validen Daten, gut gesicherten Schlussfolgerungen etc. gibt! Und man muss versuchen, die existierenden Daten umzudrehen, anders zu interpretieren o. a., wodurch weitere, absurde Annahmen entstehen.

Hält man solche Arten von Strategien für eher selten und abstrus, so wird man gerade von einem amerikanischen Präsidenten eines Besseren belehrt: Den Klimawandel gibt es nicht, entsprechende Forschungen sind Unsinn etc.

Und, was besonders hyperkrass ist: Es gibt „alternative Fakten": Völlig falsche Wahrnehmungen, unsinnige Interpretationen etc. werden so als „Facts" bezeichnet. Man entwickelt eine „Anti-Realität" und man ist davon überzeugt, dass das Modell gut funktionieren wird.

Jeder vernünftige Mensch muss bei solchen Vorgehensweisen beginnen, am Verstand der Personen, die etwas Derartiges produzieren, zu zweifeln oder er fängt an, an seinem eigenen Verstand zu zweifeln!

7.6.3 Invalidierung von Daten und Schlüssen

Eine (etwas) weniger krasse Verzerrungsstrategie besteht darin, die „Fakten" in Frage zu stellen, also die Daten, Schlüsse usw., die sich aus Beobachtungen der Realität ergeben, in Frage zu stellen. So kann z. B. eine Person eine valide wissenschaftliche Theorie ablehnen, weil sie ihren Glaubensannahmen widerspricht.

Das eklatanteste Beispiel sind die sogenannten „Kreationisten", die glauben wollen, dass die Schöpfung sich so abgespielt hat, wie sie in der Genesis beschrieben wird und die daher die gesamte Evolutionstheorie ablehnen müssen.

Ihre Argumente versuchen daher, die Theorie zu diskreditieren, z. B. indem sie behaupten,

- alle Annahmen der Evolutionstheorie seien unbewiesene Hypothesen;
- es gäbe gar keine validen Fakten;
- die Theorie sei sowieso in sich nicht stimmig;
- Annahmen der Theorie seien absurd und könnten so nicht stimmen usw.

Nun kann die Evolutionstheorie als eine der validesten Theorien der Wissenschaft betrachtet werden, es ist daher recht schwierig, sie „zu widerlegen". Darüber hinaus haben auch theologische Forschungen eindeutig ergeben, dass die Genesis auf einem babilonischen Schöpfungsmythos basiert, also mit „Gottes Offenbarung" nicht das Geringste zu tun hat. Damit lassen die Argumente im Grunde eine fundamentale Ignoranz sowohl der Evolutionstheorie, als auch wissenschaftlichen Prinzipien gegenüber erkennen: Dies alles hält die Autoren jedoch in gar keiner Weise davon ab, solche Behauptungen aufzustellen.

7.6.4 Diffamierung von Personen

Eine recht beliebte defensive Strategie besteht auch darin, Personen zu diffamieren, die Annahmen vertreten, die den geglaubten Annahmen widersprechen. So wird eine Person, die z. B. eine nicht akzeptierte wissenschaftliche Annahme vertritt, charakterisiert als jemand,

- der Daten bewusst fälscht,
- der nichts von seiner Materie versteht,
- der anderen schaden will,
- der die Wahrheit bewusst verzerrt usw.

Defensive Strategien können hier z. T. so weit gehen, dass „Gegner" verleumdet, verunglimpft, massiv abgewertet u. a. werden.

So wird bei Kreationisten oft deutlich, dass sie hochkarätige Wissenschaftler (unter ihnen Nobelpreisträger) für eine Horde von Schwachköpfen halten.

Damit wird die an sich defensive Strategie deutlich zu einer Offensive, die interaktionell völlig unakzeptabel ist und die die Angegriffenen aus diesem Grunde auch heftig zurückweisen! Es ist daher wohl nicht verwunderlich, dass das Magazin Time von „evolution wars" spricht.

7.7 Selbstaufwertung durch Glauben

Es besteht aber auch die Möglichkeit, dass eine Person sowohl ihren Glauben aufwertet, als auch sich selbst durch ihren Glauben.

So kann eine Person im Hinblick auf ihren Glauben annehmen,

- dieser Glaube sei etwas ganz besonderes,
- dieser Glaube sei „die einzige Wahrheit",
- dieser Glaube sei der „allein seligmachende",
- dieser Glaube sei etwas besonders moralisches, humanes, rettendes usw.

Eine solche psychologische Aufwertung der geglaubten Inhalte immunisiert den Glauben vor Kritik und Angriffen: Kritik kann man dann ansetzen auf den Angriff auf die „Bastion der Wahrheit" oder „den Standard der Gerechtigkeit".

Damit kann man alle Zweifel und Kritiken als a priori illegitim, unmoralisch, ungehörig, blasphemisch usw. ansehen, was bedeutet, dass man die Kritik nicht anzunehmen braucht, ja es nicht einmal angemessen ist, sich damit auch nur auseinanderzusetzen.

Sehr vorteilhaft ist auch die Erhöhung der eigenen Person: Weil man glaubt,

- ist man moralisch etwas ganz Besonderes,
- ist man moralischer als alle anderen,
- hat man einen „direkten Draht zu Gott",
- ist man „auserwählt",
- ist man wertvoller als andere usw.

Solche defensiven Annahmen werten die Person auf, sodass sie sich über Kritik hinwegsetzen kann: Kritik „geht am Kern des Geglaubten völlig vorbei", kann den Kern gar nicht tangieren usw.

Solche Annahmen festigen jedoch auch den Glauben, immunisieren ihn und machen ihn massiv änderungsresistent: Personen mit solchen Annahmen sind mit sehr hoher Wahrscheinlichkeit rationalen Argumenten nicht mehr zugänglich.

7.8 Never argue with the person!

Was hier erneut deutlich wird, ist: Verwendet eine Person defensive Strategien, um ihre Glaubensinhalte abzuschotten, dann geht es längst nicht mehr um die Inhalte des Glaubens: Im Grunde genommen sind die Inhalte an sich völlig austauschbar. *Es geht um die Verteidigung von Inhalten, die die Person (aus welchen Gründen auch immer) für subjektiv hoch bedeutsam hält.*

Wenn es aber nicht mehr um Inhalte geht, dann ist auch eine inhaltliche Argumentation irrelevant und ineffektiv.

Will man als Interaktionspartner, dass die Person ihre Annahmen in Frage stellt, dann erweisen sich Argumente logischerweise als völlig wirkungslos: Sie fördern eher die defensiven Strategien heraus und führen statt zu einer Erschütterung der Annahmen zu einer Verfestigung von Annahmen: Durch Argumente, gute Gründe, Daten, Fakten etc. erreicht man in aller Regel gar nichts. Auf diese Weise kann man kein Glaubenssystem erschüttern.

Man kann vielleicht „Zweifel säen", die, wenn sie systematisch gefördert werden, das System langsam (!) „von innen her" auflösen. Eine Annahme jedoch, man könne ein Glaubenssystem durch „Fakten", „gute Argumente" o. a. unmittelbar erschüttern, ist ebenfalls eine Annahme der Kategorie „Glaube 3, 4 oder 5". Natürlich hätte man das als Interaktionspartner gern, wenn einem die Annahmen des Gegenübers absurd erscheinen: Aber ich fürchte, auf argumentativem Wege wird es in aller Regel nicht funktionieren.

Prinzipiell hilfreich wäre es stattessen, man könnte mit der Person *über die Gründe für den Glauben reden*: Darüber, was an den Annahmen persönlich so wichtig ist, was die Person zu verlieren meint, wenn sie den Glauben aufgibt u. ä.

Aber genau das wird schwierig werden: Denn ein wesentlicher Aspekt von Selbsttäuschung ist ja zu glauben, es gehe um Inhalte!

Literatur

Beck, H. W. (1979). *Biologie und Weltanschauung*. Stuttgart: Hänssler.

Berra, T. M. (1990). *Evolution and the myth of creationism*. Stanford: Stanford University Press.

Bliss, R. (1978). *Origins – two modells – evolution*. San Diego: *Creation*.

Braun-Urban, H. (1982). *Der Mensch stammt nicht vom Affen ab*. Percha: Schulz.

Cremo, M. A., & Thompson, R. L. (1997). *Verbotene Archäologie*. Augsburg: Bechtermünz.

Eldredge, N. (2000). *The triumph of evolution and the failure of creationism*. New York: W.H. Freeman.

Godfrey, L. R. (1983). *Scientists confront creationism*. New York: W.W. Norton.

Haselton, M. G., Nettle, D., & Andrews, P. W. (2005). The evolution of cognitive bias. In D. M. Buss (Hrsg.), *The handbook of evolutionary psychology* (S. 724–746). Hoboken, MJ: Wiley.

Hitzbleck, E. (1978). *Nicht Affen sondern Gottesbild*. Moers: Brendow, Telos-Reihe Nr. 238.

Illies, J. (1980). *Schöpfung oder Evolution*. Zürich: Interfrom.

Jessberger, R. (1990). *Kreationismus: Kritik des modernen Anti-Evolutionismus*. Berlin: Parey.

Kutschera, U. (2009). *Tatsache Evolution. Was Darwin nicht wissen konnte*. München: Deutscher Taschenbuch.

Lennox, J. (2002). *Hat die Wissenschaft Gott begraben?* Wuppertal: Brockhaus.

Mayr, E. (2005). *Das ist Evolution*. München: Goldmann.

Parker, G. (1980). *Creation – The facts of life*. San Diego: Creation Life Publishers.

Pohl, R. F. (2017). *Cognitive illusions: Intriguing phenomena in thinking, judgement and memory*. London: Routledge.

Riegle, D. (1974). *Evolution – eine Irrlehre?* Wetzlav: Hermann Schulte.

Schönbach, P. (1990). *Account episodes. The management or escalation of conflict*. Cambridge: Cambridge University Press.

Sachse, R. (2016). Persönlichkeitsstörungen. In T. Schnell (Hrsg.), *Praxisbuch: Moderne Psychotherapie* (S. 107–122). Berlin: Springer.

Sachse, R., & Wahlburg, M. (2017a). *Umgang mit narzisstisch geprägten Klienten: Professionelles Fallverständnis und motivierende Therapie unter strafrechtlichen Bedingungen.* Bonn: Psychiatrie.
Sachse, R., & Wahlburg, M. (2017b). Fallverständnis und klärungsorientiertes Vorgehen bei Klienten mit narzisstischen Störungen im forensischen Setting. In N. Saimeh (Hrsg.), *Therapie und Sicherheit im Maßregelvollzug* (S. 245–256). Berlin: Medizinisch Wissenschaftliche Verlagsgesellschaft.
Zillmer, H.-J. (2001). *Irrtümer der Erdgeschichte.* München: Langen Müller.
Zillmer, H.-J. (2004). *Darwins Irrtum.* München: Langen Müller.
Zillmer, H.-J. (2005). *Die Evolutions-Lüge.* München: Langen Müller.

8 Positive Selbsttäuschungen

Hier werden einige positive Selbsttäuschungen dargestellt, also solche, die sich im psychischen System der Person günstig auswirken.

Positive Selbsttäuschungen werden auch als „positive Illusionen" bezeichnet (Försterling und Morgenstern 2006): Positive Illusionen sind solche, die einer Person ein besseres psychisches Funktionieren ermöglichen als ohne solche Illusionen und die zu Handlungen führen, die mehr Gewinne als Kosten produzieren (Robins und Beer 2001; Taylor und Brown 1988; Taylor und Gollwitzer 1995).

Unrealistischer Optimismus

„Unrealistischer Optimismus" bedeutet, dass eine Person annimmt, dass positive Effekte in ihrem Leben wahrscheinlicher sind, als sie es statistisch sind und dass sie annimmt, in höherem Maße selbst positive Ergebnisse erzielen zu können, als dies der Wahrscheinlichkeit nach ist. Die Person überschätzt damit systematisch die Wahrscheinlichkeit positiver Effekte und unterschätzt die negativer Effekte.

Dieser Effekt trägt oft zu einem verstärkten Gefühl von Wohlbefinden und von Zufriedenheit bei und wirkt sich auch positiv auf die Motivation aus: Die Annahme stärkt die sogenannte „Selbst-Effizienz-Erwartung" und erhöht damit die Bereitschaft der Person, sich Problemen zu stellen und Aufgaben in Angriff zu nehmen (Taylor et al. 2003a, b).

R. Sachse, *Psychologie der Selbsttäuschung*, Psychotherapie: Praxis, https://doi.org/10.1007/978-3-662-61268-2_8

Kontrolle

Die Kontrolle, die eine Person über sich oder Aspekte ihres Lebens wahrnimmt, ist die Überzeugung, gewünschte Ereignisse herbeiführen und erwünschte verhindern zu können (Allan et al. 2007; Frey und Jonas 2002; Fritsche et al. 2006; Skinner 1996; Thompson 1999, 2004).

Eine „Kontroll-Illusion" bedeutet, dass eine Person in höherem Maß glaubt, Kontrolle über ihre Umwelt zu haben, als das faktisch der Fall ist: Sie glaubt, Interaktionspartner kontrollieren zu können, Situationen unter Kontrolle zu haben, ihr eigenes Verhalten hochgradig unter Kontrolle zu haben usw. Diese Illusion hilft gegen ein Gefühl von Ausgeliefertsein, Machtlosigkeit und Abhängigkeit: Man nimmt sich selbst als „origin" (vgl. DeCharms 1968), als Verursacher von Effekten wahr und nicht als „pawn", also als eine Art von Schachfigur, die von anderen und dem „Schicksal" über das Schachbrett des Lebens geschoben wird. Wahrgenommene Kontrolle geht meist einher mit Berufserfolg, wirksamem Coping mit Stress, gesundem Lebensstil (Thompson und Spacapan 1991), dem Erreichen von Zielen (Langer 1975), der besseren Bewältigung von Misserfolg (Alloy und Clements 1992), der Aufrechterhaltung von Motivation (Taylor und Brown 1988). Autofahrer schätzen die Wahrscheinlichkeit eines Unfalls geringer ein, wenn sie selbst Fahrer sind (McKenna 1993). Die Illusion von Kontrolle wird ausgeprägter, wenn Personen in einer guten Stimmung sind (Alloy et al. 1981).

Andererseits kann eine zu hohe Kontroll-Illusion aber auch zu unvorsichtigem Handeln führen (Thompson et al. 1999; Toneatto et al. 1997).

Personen mit Depressionen weisen deutlich weniger Kontroll-Illusionen auf, als nicht-depressive Personen (Alloy und Abramson 1979; Judge et al. 2002).

Natürlich führen Illusionen, wie schon ausgeführt wurde, nicht immer und nicht in allen Kontexten zu positiven Effekten: Es hängt davon ab, in welchem Ausmaß man die Realität verzerrt und welche Handlungen daraus resultieren (Baumeister 1989; Colvin und Block 1994).

Konflikte

Eine Person kann einen Konflikt aufweisen, den sie nur schwer lösen kann. So kann/muss sie sich z. B. zwischen Partner A und Partner B entscheiden.

Jeder Partner hat jedoch viele unterschiedliche positive und auch negative Eigenschaften, sodass eine rationale Analyse zu keinem eindeutigen Ergebnis führt: Beide Entscheidungen haben Vor- und Nachteile und die Situation kann auf die Person paralysierend wirken.

Eine Entscheidung ist dann meist keine rationale, sondern eine aufgrund des affektiven Systems: Dies trifft irgendwann eine Entscheidung, z. B. zugunsten von Partner B.

Das Interessante daran ist, dass mit der Entscheidung eine charakteristische Art von Selbsttäuschung einsetzt: Das System schafft einen *Kontrasteffekt*. Wo vorher die Valenz von A und B nahezu gleich war, gibt das System nun an, die Valenz von B sei deutlich höher als die von A. Es wird damit ein künstlicher Abstand geschaffen: B erscheint nun deutlich attraktiver und positiver (gewinnt an positivem Wert) und A erscheint nun als deutlich weniger positiv (verliert an positivem Wert), obwohl sich faktisch nicht das Geringste geändert hat!

Und oft glauben die Personen nach der Entscheidung sogar, das alles sei ihnen „im Grunde" schon immer klar gewesen, was nachweislich nicht stimmt.

Dies ist eindeutig eine Selbsttäuschung, allerdings eine sehr wichtige: Denn durch diese Kontrasteffekte wird die Entscheidung für die Person sehr eindeutig und damit stabil und tragfähig: Der Konflikt verschwindet und macht einem Gefühl subjektiver Sicherheit Platz. Damit muss die Person die einmal getroffene Entscheidung nicht mehr in Frage stellen.

Literatur

Allan, L. G., Siegel, S., & Hannah, S. (2007). The sad truth about depressive realism. *The Quarterly Journal of Experimental Psychology, 60*(3), 482–495.

Alloy, L., & Abramson, L. Y. (1979). Judgment of contingency in depressed and nondepressed students: Sadder but wiser? *Journal of Experimental Psychology. General, 108*, 441–485.

Alloy, L. B., Abramson, L. Y., & Viscusi, D. (1981). Induced mood and the illusions of control. *Journal of Personality and Social Psychology, 41*, 1129–1140.

Alloy, L. B., & Clements, C. M. (1992). Illusion of control: Invulnerability to negative affect and depressive symptoms after laboratory and natural stressors. *Journal of Abnormal Psychology, 101*, 234–245.

Baumeister, R. F. (1989). The optimal margin of illusion. *Journal of Social and Clinical Psychology, 8*, 176–189.

Colvin, C. R., & Block, J. (1994). Do positive illusions foster mental health? An examination oft he Taylor and Brown formulation. *Psychological Bulletin, 116*, 3–20.

DeCharms, R. (1968). *Personal causation*. New York: Academic Press.

Försterling, F., & Morgenstern, M. (2006). Positive illusionen. In H.-W. Bierhoff & D. Frey (Hrsg.), *Handbuch der Sozialpsychologie und Kommunikationspsychologie* (S. 363–372). Göttingen: Hogrefe.

Frey, D., & Jonas, E. (2002). Die Theorie der kognizierten Kontrolle. In D. Frey & M. Irle (Hrsg.), *Theorien der Sozialpsychologie, Band 3: Motivations-, Selbst- und Informationsverarbeitungstheorien* (S. 13–50). Bern: Huber.

Fritsche, I., Jonas, E., & Frey, D. (2006). Kontrollwahrnehmungen und Kontrollmotivation. In H.-W. Bierhoff & D. Frey (Hrsg.), *Handbuch der Sozialpsychologie und Kommunikationspsychologie* (S. 85–95). Göttingen: Hogrefe.

Judge, T. A., Erez, A., Bono, J. E., & Thoresen, C. J. (2002). Are measures of self-esteem, neuroticism, locus of control, and generalized self-efficacy indicators of a common core construct? *Journal of Personality and Social Psychology, 83*(3), 693–710.

Langer, E. J. (1975). The illusion of control. *Journal of Personality and Social Psychology, 32*, 311–328.

McKenna, F. P. (1993). It won't happen to me: Unrealistic optimism or illusion of control? *British Journal of Psychology, 84*, 39–50.

Robins, R. W., & Beer, J. S. (2001). Positive illusions about the self: Short-term benefits and long-term costs. *Journal of Personality and Social Psychology, 80*(2), 349–352.

Skinner, E. A. (1996). A guide to constructs of control. *Journal of Personality and Social Psychology, 71*, 549–570.

Taylor, S. E., & Brown, J. D. (1988). Illusion and well-being: A social psychological perspective on mental health. *Psychological Bulletin, 103*, 193–210.

Taylor, S. E., & Gollwitzer, P. M. (1995). Effects of mindset on positive illusions. *Journal of Personality and Social Psychology, 69*(2), 213–226.

Taylor, S. E., Lerner, J. S., Sherman, D. K., Sage, R. M., & McDowell, N. K. (2003a). Portrait of the self-enhancer: Well-adjusted and well-liked or maladjusted and friendless? *Journal of Personality and Social Psychology, 84*, 165–176.

Taylor, S. E., Lerner, J. S., Sherman, D. K., Sage, R. M., & McDowell, N. K. (2003b). Are self-enhancing cognitions associated with healthy or unhealthy biological profiles? *Journal of Personality and Social Psychology, 85*, 605–615.

Thompson, S. C. (1999). Illusions of Control: How we overestimate our personal influence. *Current Directions in Psychological Science, 8*(6), 187–190.

Thompson, S. C. (2004). Illusions of control. In R. F. Pohl (Hrsg.), *Cognitive Illusions – A handbook on fallacies and biases in thinking, judgement and memory* (S. 115–126). New York: Psychology Press.

Thompson, S. C., Kent, D. R., Thomas, C., & Vrungos, S. (1999). Real and illusory control over exposure to HIV in college students and gay men. *Journal of Applied Social Psychology, 29*, 1128–1150.

Thompson, S. C., & Spacapan, S. (1991). Perceptions of control in vulnerable populations. *Journal of Social Illues, 47*, 1–21.

Toneatto, T., Blitz-Miller, T., Calderwood, K., Dragonetti, R., & Tsanos, A. (1997). Cognitive distortions in heavy gambling. *Journal of Gambling Studies, 13*, 253–265.

9

Typische Selbsttäuschungen bei einzelnen psychischen Störungen

Verschiedene psychische Störungen, insbesondere Persönlichkeitsstörungen, weisen charakteristische Arten und Inhalte von Selbsttäuschungen auf. Auf diese soll nun näher eingegangen werden.

In diesem Kontext sollen die Gründe, die Arten von Selbsttäuschungen sowie die damit zusammenhängenden Strategien erörtert werden.

Dabei muss man berücksichtigen, dass es im Wesentlichen zwei Dimensionen von Selbsttäuschung gibt:

- Das Ausmaß, in dem die geglaubte Annahme von Daten oder Schlüssen über Realität abweicht. Dies kann von „gar nicht" über „leicht" bis „extrem" reichen.
- Das Ausmaß an *Kosten*, also der entstehenden Probleme (in Beziehungen, im Arbeitskontext, für die Gesundheit usw.), die durch die Selbsttäuschung erzeugt werden. Auch hier reicht die Skala von „keine" über „leichte" bis hin zu „massiven" Kosten.

R. Sachse, *Psychologie der Selbsttäuschung*, Psychotherapie: Praxis,
https://doi.org/10.1007/978-3-662-61268-2_9

Daraus ergibt sich ein zweidimensionales Modell:

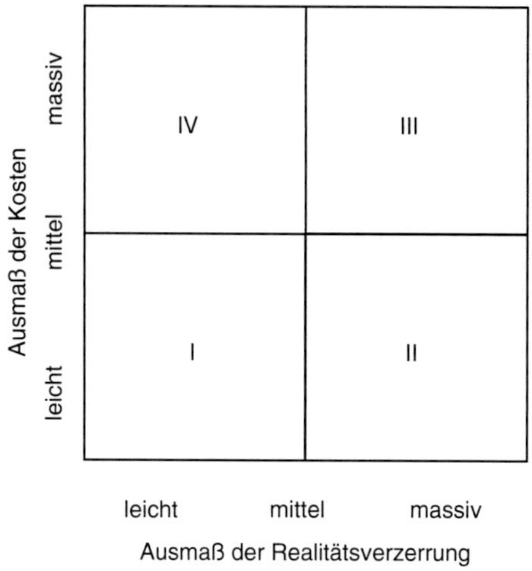

In diesem Buch sollen vor allem Fälle der Quadranten II, III und IV behandelt werden. Und es sollen die Fälle positiver Selbsttäuschung nicht weiter behandelt werden, da sie eben nicht problematisch sind.

Wie ausgeführt soll Selbsttäuschung hier als ein Prozess betrachtet werden, in dem eine für die Person negative Annahme durch eine (unrealistische) positive Annahme ersetzt wird.

Damit sind die, z. B. bei Persönlichkeitsstörungen häufigen Fälle, dass eine Person negative Selbstkonzepte aufweist, die durch Situationen aktualisiert werden, *nicht* als Selbsttäuschung zu betrachten. Auch hier werden sehr oft negative Kognitionen generiert („ich bin ein Versager", „ich bin nicht wichtig" usw.), die nicht mit der Realität übereinstimmen, also unrealistisch sind: Es sind aber die unmittelbaren Folgen von Schema-Aktivierungen und kommen nicht durch einen Prozess der Kompensation von Diskrepanzen zustande.

Deshalb handelt es sich in solchen Fällen nicht um Selbsttäuschungen und daher sollen solche Aspekte hier auch nicht weiter berücksichtigt werden.

10

Selbsttäuschungen bei Persönlichkeitsstilen

In diesem Kapitel sollen sehr typische Selbsttäuschungen bei verbreiteten Persönlichkeitsstilen dargestellt werden: Dem narzisstischen Stil, dem histrionischen, dependenten, schizoiden, passiv-aggressiven und dem zwanghaften Persönlichkeitsstil.

Dazu wird eine Theorie der Persönlichkeitsstile vorangestellt, um die psychischen Aspekte der Selbsttäuschungen besser verstehen zu können.

10.1 Was sind Persönlichkeitsstile?

10.1.1 Einleitung

Bevor die spezifischen Arten von Selbsttäuschung bei den einzelnen Persönlichkeitsstilen dargestellt werden können, soll zuerst ein allgemeiner Überblick darüber gegeben werden, was aus psychologischer Perspektive Persönlichkeitsstile oder Persönlichkeitsstörungen überhaupt sind: Welches sind die zentralen psychologischen Komponenten solcher Stile oder anders gefragt: Wie „funktionieren" Persönlichkeitsstile aus psychologischer Sicht?

Und bevor dann die spezifischen Selbsttäuschungen im Einzelnen erörtert werden, soll zuerst jeweils der jeweilige Stil charakterisiert werden: Was sind die relevanten psychologischen Komponenten des jeweiligen Stils?

R. Sachse, *Psychologie der Selbsttäuschung*, Psychotherapie: Praxis,
https://doi.org/10.1007/978-3-662-61268-2_10

10.1.2 Die psychologischen Komponenten von Persönlichkeitsstilen

Wir gehen in unserem Konzept von Persönlichkeitsstörungen aufgrund der empirischen Befundlage (vgl. Hentschel 2013) davon aus,

- dass Persönlichkeitsstörungen (*personality disorders*: PD) kein „Alles-oder-Nichts-Phänomen“ sind – wie es ICD-10 (Graubner 2005) und DSM-5 (APA 2003, 2013; Falkai und Wittchen 2015) nahelegen –, sondern dass sich die Störung kontinuierlich verteilt von einem „leichten Stil“ bis zu einer schweren Störung (Fydrich et al. 1996; Kuhl und Kazén 1997; Markon et al. 2005);
- dass Persönlichkeitsstörungen im Kern als Beziehungs- oder Interaktionsstörungen betrachtet werden sollten (Benjamin 1987, 1993, 1996, 2003; Fiedler 1998, 2006);
- dass man ein umfassendes Modell für Persönlichkeitsstörungen entwickeln sollte, aus dem man Störungsmodelle für die einzelnen Störungen ableiten kann (Livesley 2001; Livesley und Jackson 1992; Livesley und Jang 2005; Livesley et al. 1994, 1998).

Auf der Grundlage der definitorischen Überlegungen wurde ein allgemeines psychologisches Modell für Persönlichkeitsstörungen entwickelt: das Modell der doppelten Handlungsregulation (Sachse 1997, 1999, 2001, 2002, 2004, 2006a, b, 2008, 2013, 2019c; Sachse und Fasbender 2010).

Das *Modell der doppelten Handlungsregulation* spezifiziert, welche psychologischen Variablen für die spezifische Art der Informationsverarbeitung und für die spezifische Handlungsregulation von Personen mit Persönlichkeitsstörungen eine Rolle spielen. Und es spezifiziert, wie diese Variablen zusammenwirken. Aus dem Modell lassen sich charakteristische Eigenheiten von Personen mit Persönlichkeitsstörungen sowie prinzipielle therapeutische Vorgehensweisen ableiten.

Das Modell der doppelten Handlungsregulation umfasst drei Ebenen:

1. die Ebene der Beziehungsmotive oder der authentischen Handlungsregulation,
2. die Ebene der dysfunktionalen Schemata und
3. die Ebene des intransparenten Handelns, auch Spielebene genannt.

Das Modell geht davon aus, dass eine Person, schon als Kind oder Jugendlicher, eine Reihe von *zentralen Beziehungsmotiven* aufweist, wie das Motiv nach Anerkennung, Wichtigkeit, Verlässlichkeit, Solidarität, Autonomie und Grenzen/Territorialität (ausführlich dazu s. Sachse 1999, 2004, 2006a, b, 2010, 2016a, 2017, 2018a, 2019a, b; Langens 2009).

Dabei bilden diese Motive eine Hierarchie, d. h., für eine bestimmte Person ist *ein* Motiv zentral (hoch in der Hierarchie), weitere sind noch wichtig und andere relativ unwichtig (welche Beziehungsmotive jeweils zentral sind, kennzeichnet auch eine spezifische Persönlichkeitsstörung).

Die Person richtet nun ihr Handeln, insbesondere ihr *interaktionelles Handeln* danach aus, die zentralen Motive bzw. die daraus abgeleiteten interaktionellen Ziele zu befriedigen, oder genauer gesagt: *von anderen befriedigt zu bekommen* (denn es sind „Beziehungsmotive", und diese können nur durch andere Personen befriedigt werden!). Dazu nutzt die Person beim Handeln Verarbeitungs- und Handlungskompetenzen, und je nachdem, wie effektiv sie handelt, erfährt sie positive Konsequenzen (die anderen verhalten sich motivkomplementär, d. h. motivbefriedigend) oder negative Konsequenzen (die anderen verhalten sich nicht motivkomplementär oder sogar motivverletzend).

Selbstschemata sind solche, die Annahmen der Person über sich selbst enthalten wie „Ich bin ein Versager", „Ich bin nicht wichtig" sowie Kontingenzannahmen und Bewertungen dazu.

Beziehungsschemata sind solche, die Annahmen der Person über Beziehungen enthalten, darüber, wie Beziehungen funktionieren, was man in Beziehungen zu erwarten hat, sowie wiederum Kontingenzannahmen und Bewertungen dazu (z. B.: „In Beziehungen wird man abgewertet", „Beziehungen sind nicht verlässlich").

Diese Schemata sind dysfunktional, da sie zu negativen Erwartungen führen, aber vor allem auch zu negativen Interpretationen von Situationen oder negativen Affekten. Sie determinieren eine schnelle, hochautomatisierte Informationsverarbeitung und führen zu etwas, was wir „hyperallergische Reaktionen" nennen: Minimale situative Auslöser rufen schnell heftige (affektive) Reaktionen hervor. So kann z. B. jemand, der das Schema „Ich bin nicht wichtig" hat, auf eine minimale Unaufmerksamkeit eines Interaktionspartners heftig verletzt und gekränkt reagieren.

Die Entwicklung dieser Handlungsebene beginnt für Kinder oder Jugendliche mit einer schwierigen, andauernden Interaktionssituation: Wichtige Interaktionspartner frustrieren andauernd wichtige Beziehungsbedürfnisse. Auf diese schwierige Situation müssen die Heranwachsenden nun reagieren.

Kinder z. B., deren zentrales Beziehungsmotiv durchweg frustriert wird, haben im Prinzip zwei Möglichkeiten:

1. Sie können resignieren und zu Handeln aufhören, sich anpassen oder eine depressive Entwicklung durchmachen, oder
2. sie können versuchen, Handlungen zu entwickeln, mit deren Hilfe sie ihre Interaktionspartner doch dazu bekommen, ihnen zumindest Aspekte ihrer Motive zu befriedigen.

Wir nehmen an, dass nur diese zweite Strategie zur Entwicklung einer Persönlichkeitsstörung oder zumindest eines Persönlichkeitsstils führt. Wir nehmen auch an, dass Menschen, auch Kinder, in der Regel *aktive, problemlösende Organismen* sind: Deshalb ist dieser zweite Weg sehr viel wahrscheinlicher als der erste!

Die Personen entwickeln nun langsam, Schritt für Schritt, Strategien, mit deren Hilfe sie wichtige Interaktionspartner doch dazu bewegen können, bestimmte interaktionelle Ziele zu befriedigen: Diese Strategien entwickeln sich, wenn (und nur wenn!) sie erfolgreich sind, und damit sehen die Personen diese Strategien dann auch zwingend als „gute Lösungen" für schwierige Situationen an.

Die Strategien sind *manipulativ* (wobei „manipulativ" *nicht* wertend, sondern nur in einem psychologischen Sinn gemeint ist!), denn der Interaktionspartner wird im Grunde über das Handlungsziel der Person getäuscht: Das Kind, das lustig ist, ist dies nicht, um lustig sein zu wollen (was der Vater aber glaubt!), sondern um Aufmerksamkeit zu bekommen (was der Vater nicht weiß): Das Kind spiegelt also etwas vor, das nicht so ist, und lässt den Interaktionspartner über die tatsächlichen Absichten im Unklaren. *Und genau das ist manipulativ*: Der Interaktionspartner wird zu etwas veranlasst, und zwar aus Gründen, die er nicht wirklich durchschaut: Das strategische Verhalten ist damit auch *intransparent.*

Auf der Ebene des intransparenten Handels, der Spielebene, gibt es kompensatorische Schemata: Diese dienen dazu, dysfunktionale Schemata (auf der Schemaebene) zu kompensieren bzw. dafür zu sorgen, dass diese sich nicht als wahr erweisen.

Zum einen gibt es kompensatorische Selbstschemata, die positive oder (kompensatorisch) übertriebene Selbstannahmen enthalten; es gibt kompensatorische Normschemata, die (oft übertriebene) Ziele (in Form von „Muss-Sätzen") enthalten, und es gibt kompensatorische Regelschemata, die (ebenfalls oft überzogene) Anweisungen an andere enthalten. Wir (Sachse 2009) haben diese Schemata als „kompensatorisch" bezeichnet, weil ihr Sinn im

Wesentlichen darin besteht, die negativen Inhalte der Selbst- und Beziehungsschemata auf der Schemaebene „auszubügeln“ oder dafür zu sorgen, dass die dort spezifizierten Inhalte und Konsequenzen nicht eintreten.

Kompensatorische Normschemata enthalten Anweisungen darüber, wie die Person sein sollte oder sein muss: Sie enthalten damit *Ziele* der Person (im Sinne expliziter Ziele; vgl. Püschel und Sachse 2009). Normative Schemata sind somit interaktionelle Ziele auf der Spielebene.

Normschemata sind solche, die „Anweisungen“ der Person an sich selbst enthalten, z. B.: „Sei erfolgreich“, „Sei der Beste“, „Sei die Wichtigste“, „Vermeide auf alle Fälle Blamagen“, „Vermeide alle Situationen, in denen du kritisiert werden könntest“.

Normative Schemata enthalten somit Ziele in der Form von Vorschriften: „Sei XY“, „Du musst XY“, „Du darfst nicht XY“ u. a. Dabei können diese Anweisungen für die Person in unterschiedlich starkem Ausmaß verbindlich sein, was wiederum davon abhängt, wie die Kontingenzebene dieser Schemata definiert ist (vgl. Sachse 2008).

Die Kontingenzebene normativer Schemata enthält zuerst Annahmen darüber, welche negativen Konsequenzen (die die dysfunktionalen Schemata androhen) durch die Befolgung der Anweisungen *nicht* eintreten, z. B.:

- „Wenn du der Beste bist, dann wird dich niemand abwerten.“
- „Wenn du der Beste bist, wird sich niemand von dir abwenden.“

Neben Selbst- und normativen Schemata gibt es auf der Spielebene jedoch noch eine Art kompensatorischer Schemata: Regelschemata (vgl. Sachse 2009).

Regelschemata enthalten keine Regeln, die die Person selbst befolgen soll, sondern Regeln, die andere, die Interaktionspartner, befolgen sollen! Regelschemata enthalten somit interaktionelle Erwartungen, z. B.: „Andere haben mich respektvoll zu behandeln.“ Oder: „Ein Partner hat mir rund um die Uhr Aufmerksamkeit zu schenken.“

Auf der Kontingenzebene solcher Schemata stehen dann auch keine Katastrophen, die für die Person selbst eintreten könnten, sondern Konsequenzen, die dem Interaktionspartner von der regelsetzenden Person drohen, z. B.: „Wenn mich jemand nicht respektvoll behandelt, darf ich wütend reagieren.“ Oder: „Wenn mein Partner mir keine Aufmerksamkeit schenkt, mache ich ihm eine Szene.“

Regelschemata kompensieren insbesondere die negativen Beziehungserwartungen der dysfunktionalen Beziehungsschemata: Hat eine Person das Schema „in Beziehungen wird man nicht respektiert“, dann entwickelt sie auf der Spielebene eine (mehr oder weniger starke) Erwartung an Interaktionspartner, die genau dieser Annahme widerspricht: „Mein Partner hat mich respektvoll zu behandeln – und wehe, wenn nicht!"

Die Reaktion bei der Aktivierung von Regelschemata ist somit nicht Kränkung, sondern Ärger: Was bedeutet, dass eine Person hier bei geringfügigem „Vergehen" von Interaktionspartnern maximal heftig wütend reagieren kann.

Es sind vor allem diese Regelschemata und das daraus resultierende Handeln, das Personen mit Persönlichkeitsstörungen *massive interaktionelle Probleme* einbringt: Denn Interaktionspartner sehen über kurz oder lang nicht wirklich ein, dass sie sich nach den Regeln ihres Partners verhalten müssen (vor allem dann nicht, wenn dieser sich auch sonst wenig reziprok verhält!), und sie sehen nicht ein, dass sie sich, oft wegen Kleinigkeiten, massive Vorwürfe gefallen lassen sollten.

10.2 Selbsttäuschungen bei narzisstischem Persönlichkeitsstil

10.2.1 Charakteristika eines narzisstischen Persönlichkeitsstils

10.2.1.1 Allgemeine Charakteristika

Personen mit einem sogenannten „narzisstischen Persönlichkeitsstil" weisen bestimmte psychologische Charakteristika auf (vgl. Baumeister et al. 2000; Brown und Zeigler-Hill 2004; Bushman und Baumeister 1998; Kernis und Sun 1994; Morf und Rhodewalt 2001; Raskin und Novacek 1991; Raskin et al. 1991; Rhodewalt 2005; Rhodewalt und Morf 1995; Rhodewalt et al. 1998; Wallace und Baumeister 2002; Watson et al. 1989; Zeigler-Hill et al. 2010). Bei Narzissten wurden einige Selbsttäuschungsphänomene nachgewiesen (vgl. Brown und Zeigler-Hill 2004; Campbell et al. 2000, 2002, 2004; Colvin et al. 1995; Emmons 1984; Farwell und Wohlwend-Lloyd 1998; Gabriel et al. 1994; John und Robins 1994; Kernis und Sun 1994; Rhodewalt und Eddings 2002).

Personen, die einen narzisstischen Stil aufweisen (NAR), zeigen eine hohe *Erfolgsorientierung*: Sie wollen in bestimmten Berufen/Bereichen (sehr) erfolgreich sein und, falls sie über die entsprechenden Fähigkeiten verfügen, sind sie das meist auch.

Sie sind leistungs- und anstrengungsbereit, wollen, dass andere sie bewundern und spannen Interaktionspartner gerne für ihre Belange ein.

In der Regel können sie schnell Entscheidungen treffen, orientieren sich an „großen Entwürfen" und kümmern sich wenig um Details.

Sie sind einerseits von ihren Fähigkeiten überzeugt, weisen andererseits jedoch (massive) Selbstzweifel auf.

Sie sind kritikempfindlich, oft nachtragend, lassen sich nur ungern kontrollieren und nicht bevormunden.

Sie gehen Beziehungen ein, sind aber unvertrauten Personen gegenüber vorsichtig; sie produzieren Images von Großartigkeit, Kompetenz und Fähigkeit, um andere zu beeindrucken.

Man kann erfolgreiche und erfolglose NAR unterscheiden: Erfolgreiche NAR zeigen starke Tendenz zu leisten, erfolgreich zu sein, während erfolglose NAR dazu neigen, gar nicht erst zu versuchen zu leisten, weil sie von vornherein davon ausgehen, dass sie es nicht schaffen.

10.2.1.2 Psychologische Komponenten

Hier soll der narzisstische Persönlichkeitsstil nach dem „Modell der doppelten Handlungsregulation" beschrieben werden, einem psychologischen Funktionsmodell, das für jede Störung bzw. jeden Stil die relevanten psychologischen Aspekte definiert. Für die narzisstische Störung siehe Sachse (2002, 2004, 2006a, b, 2007a, b, 2008, 2013, 2014c, 2016b, 2018a); Sachse et al. (2011); Sachse und Wahlburg (2017a, b).

Das *zentrale Beziehungsmotiv* der NAR ist *Anerkennung*: Sie wollen *als Person* ein Feedback erhalten, dass sie ok sind, liebenswert, dass sie viele positive Eigenschaften aufweisen, dass sie kompetent sind, intelligent, leistungsfähig etc.

Solche Botschaften wollen NAR in *allen* Beziehungen bekommen: Von Partnern, Freunden, Arbeitskollegen, Chefs usw.

Bekommen sie diese, dann wirken sie wie „Futter": Sie tun gut, machen zufrieden, lösen einen angenehmen affektiven Zustand aus.

Kommt das Feedback von jemandem, der selbst besonders kompetent oder besonders mächtig ist, ist es besonders angenehm (der „Nährwert" des Futters ist besonders hoch).

Bekommt ein NAR solches Feedback *nicht*, dann ist er enttäuscht, „hungert" danach und vermisst die Anerkennung: Es entsteht ein Zustand von Mangel.

Erhält ein NAR dagegen das gegenteilige Feedback wie „du bist nicht ok", „du kannst nichts", „du bist nicht intelligent" u. a., dann löst das (massiv) negative emotionale Zustände aus: Ein Gefühl von abgelehnt zu werden, abgewertet zu werden, von Enttäuschung und Traurigkeit.

Das Motiv nach Anerkennung wird frustriert und damit wird das Motiv stärker: Je länger dieser negative Zustand andauert, desto stärker wird das Motiv.

Ein weiteres wichtiges Motiv von NAR ist *Autonomie*: Die meisten NAR wollen über große Teile ihres Lebens selbst bestimmen: Sie wollen z. B. selbst entscheiden, welchen Beruf sie wählen, wie sie wohnen, welchen Partner sie auswählen, wie sie ihre Freizeit gestalten usw.

Ein entscheidendes Charakteristikum von NAR ist das *„doppelte Selbstschema"*.

NAR weisen einerseits ein *negatives Schema* auf mit (mehr oder weniger großen) Selbstzweifeln, die aus ihrer Biographie stammen: „Ich bin nicht kompetent", „ich kann nichts" u. ä. Wir bezeichnen eine solche Art von Schema (pars pro toto) als „Versager-Schema". Was genau in dem Schema steht, ist von der jeweiligen Biographie abhängig.

Haben die NAR dann durch kompensatorische Leistung reale Erfolge zu verzeichnen, erhalten sie positives Feedback und entwickeln neben dem negativen ein positives Schema der Art: „Ich bin intelligent", „ich bin leistungsfähig" usw. (Wir bezeichnen das positive Schema als SK+ (also als positives Selbst-„Konzept"), um die im Schema stehenden *Inhalte* zu betonen und entsprechend das negative Schema als SK−.)

Dieses Schema kann realistisch sein, indem es die realen Fähigkeiten der Person widerspiegelt oder aber es kann übertrieben sein, indem es Annahmen über Fähigkeiten enthält, die die Person *nicht* aufweist.

Ein NAR kann sich für intelligenter halten, als er ist oder er kann annehmen, dass er über viel größere Fähigkeiten verfügt, als alle anderen: In einzelnen Fällen können solche Selbstüberschätzungen durchaus „krass" werden.

In der Regel gilt: Je negativer das negative Schema ist, desto unrealistischer werden die Annahmen des positiven Schemas (das ist notwendig, um das negative Schema „in Schach zu halten"!).

NAR weisen auch negative *Beziehungsschemata* auf, z. B.:

- In Beziehungen wird man bewertet.
- In Beziehungen wird man abgewertet.
- Jede Schwäche kann gegen einen verwendet werden u. ä.

Aufgrund dieser Annahmen geht ein NAR in jede neue Beziehung mit einem gewissen Misstrauen: Er denkt, dass er bewertet, „getestet", geprüft wird und dass er dabei durchfallen kann und (massiv) abgewertet werden könnte. Und dieses Schema wird aktiviert, egal ob man zu einem Vorstellungsgespräch, zu einem Essen, einem Date usw. geht: Für den NAR wird alles zu einer „Prüfungssituation" (und damit entsprechend stressig).

Erst dann, wenn ein Interaktionspartner „bewiesen" hat, dass er den NAR *nicht* abwerten wird, kann der NAR entspannen und sich vertrauensvoll auf die Situation einlassen.

Norm-Schemata sind Kompensationen negativer Schemata: Vor allem von Selbst-, aber auch von Beziehungsschemata.

Dabei kann eine Person zu *allen* negativen Schemata kompensatorische Schemata entwickeln.

Da man verschiedene negative Schemata auf den verschiedenen Motiven unterscheiden kann, kann man dazugehörig auch verschiedene Norm-Schemata unterscheiden.

Norm-Schemata auf dem Anerkennungsmotiv sind z. B.:

- Sei erfolgreich!
- Leiste viel!
- Beweise immer, wie gut Du bist!
- Sei der Beste!

Es entwickeln sich aber auch Normen, die unmittelbar negative Konsequenzen vermeiden sollen, wie:

- Vermeide Fehler!
- Vermeide Situationen, in denen Du abgewertet werden kannst!
- Vermeide Bewertungen!

Aber auch:

- Gib wenig von Dir preis!
- Zeige Dich in gutem Licht!
- Lass andere nicht in Deine Karten schauen!

Personen mit einem NAR-Stil neigen dazu, starke Regelsetzer zu sein: Sie definieren, was Interaktionspartner (für sie) zu tun haben und was nicht.

Regeln sind Erwartungen, die man an Interaktionspartner richtet und von denen man ausgeht, dass andere sie zu erkennen und zu befolgen haben.

Dabei hält man sich (aus welchen Gründen auch immer) für legitimiert, solche Regeln zu setzen und Interaktionspartner zu bestrafen, wenn sie die Regeln nicht befolgen (diese Legitimation ist, das muss man rational sagen, fiktiv: was die NAR aber nicht davon abhält, an ihre Existenz zu glauben!).

Zwei typische NAR-Regeln sind:

- Man hat mich wie einen VIP zu behandeln.

Und:

- Man hat mir Sonderrechte zu gewähren.

Das bedeutet z. B., dass ein NAR

- erwartet, dass er beim Arzt (anders als andere!) nicht warten muss,
- dass er an einer Kasse vorgelassen wird,
- dass allgemeingültige Regeln für ihn nicht gelten.

Konsequenterweise betrachten NAR daher Verkehrsregeln auch als „Empfehlungen", an die sie sich nur halten müssen, wenn sie ihnen sinnvoll erscheinen.

Außerdem glauben NAR,

- dass sie Interaktionspartnern Aufgaben geben dürfen, die sie für den NAR zu erledigen haben (die NAR nennen das: „ich kann gut delegieren"),
- dass sie auch in persönlichen Beziehungen Sonderrechte haben: so soll ihr Partner „ihnen den Rücken freihalten", ihnen unangenehme Aufgaben (wie „Haushalt") abnehmen oder sie von „Alltagskram" befreien.

Personen mit einem narzisstischen Stil weisen ein relativ hohes Niveau an *Manipulation* auf. Diese dient meist speziell dazu, „andere für die eigenen Ziele einzuspannen".

Sie „delegieren" Arbeit, indem sie anderen ihre Arbeit übergeben: Oft mit einer Schmeichel-Strategie: „Müller", Sie können doch die Aufgabe XY so toll und viel besser als ich. Würde es Ihnen etwas ausmachen, wenn Sie das mal für mich machen würden?

Ein großer Bereich von Manipulation bezieht sich auf das Etablieren von Sonderrechten: In Partnerschaften sagt ein Narzisst z. B.: „Ich mache von uns beiden die schwierigere und anspruchsvollere und stressigere Arbeit. Und ich bringe von uns das meiste Geld nach Hause. Also ist es nur fair, dass Du „mir den Rücken frei hältst", indem Du mich z. B. von Hausarbeit und Kindererziehung weitgehend freistellst." Dabei tut er so, als „opfere er sich auf", verschweigt aber, dass er die Arbeit machen *will*, dass er sich freiwillig dazu entschieden hat und der Partner ihn nicht gezwungen hat! Und daher ist es fraglich, ob ihm dafür Sonderrechte tatsächlich zustehen!

10.2.2 Selbsttäuschung bei narzisstischem Stil

10.2.2.1 Einleitung

Personen mit einem narzisstischen Stil weisen typische Arten von Selbsttäuschungen auf: Manche davon können sich durchaus positiv auswirken (wie z. B. ein zu hohes Zutrauen in sich selbst); etliche erzeugen (je nach Kontext) aber auch hohe Kosten.

10.2.2.2 Positives Selbstschema

Wie ausgeführt ist es ein zentrales Charakteristikum von Personen mit narzisstischem Stil (NAR), dass sie ein sogenanntes „doppeltes Selbstschema" aufweisen.

Sie zeigen zum einen ein (aus ihrer Biographie stammendes) negatives Selbstschema (SK–), das Selbstzweifel, Selbstabwertungen u. ä. enthält.

Ein solches SK– kann *leicht* negative Annahmen enthalten wie:

- Ich bin nicht sehr kompetent.
- Ich bin nicht intelligent genug.

Es kann aber auch *massiv* negative Annahmen enthalten wie:

- Ich bin ein kompletter Versager.
- Ich kann nichts bewirken.

Solche negativen Schemata sind im psychischen System der Person „ein schwarzes Loch": Es blockiert die Person, führt zu negativen Affekten, zu ungünstigem Handeln, zu massiven Dissonanzen.

Daher benötigt die Person dazu eine *Kompensation*: Annahmen, die dazu ein Gegengewicht bilden und das SK– „in Schach halten".

Daher entwickeln die Personen ein positives Selbstschema (SK+), das positive Annahmen über ihre Kompetenz, Intelligenz, Leistungsfähigkeit usw. enthält.

Dieses SK+ kann nun *im Wesentlichen realistisch sein*:

- Die Person hält sich selbst für intelligent und, nach allem, was man als Beobachter erkennen kann, ist die Annahme realistisch.
- Die Person hält sich für erfolgreich und nach dem, was sie „vorzuweisen" hat, ist die Annahme gerechtfertigt usw.

In solchen Fällen stimmen Glauben und Daten weitgehend überein und eine *Selbsttäuschung ist nicht erforderlich.* Es gibt durchaus einige NAR, die in eine solche Kategorie fallen.

Andererseits weisen NAR aber auch positive Annahmen über sich auf, *die wenig oder gar nicht realistisch sind*: Solche übertrieben positiven Annahmen entwickeln sich besonders dann, wenn eine Person (extrem) negative Annahmen im SK– aufweist und dafür eine sehr starke Kompensation braucht: Dann entwickeln sich Annahmen, um die Zweifel unter Kontrolle zu halten, die nicht mehr mit Beobachtungen, Daten etc. in Einklang zu bringen sind.

In solchen Fällen entsteht eine *mehr oder weniger massive Selbsttäuschung.*

So kann ein NAR

- sich für sehr erfolgreich halten, aber objektiv liegt er eher im Mittelfeld;
- sich für „hochbegabt" halten, obwohl sein IQ bei 105 liegt;
- sich für außergewöhnlich leistungsfähig halten, obwohl seine Leistung eher durchschnittlich ist;
- sich in bestimmten Gebieten für außergewöhnlich kompetent halten, obwohl sein Wissen und seine Schlussfolgerungsfähigkeiten eher unterdurchschnittlich sind;
- sich für äußerst belastbar und stressresistent halten, obwohl er durch Probleme schnell erschöpft ist;
- annehmen, dass er Risiken schnell und sicher durchschauen kann und sich bei Entscheidungen „verzocken".

Nun kann eine solche Diskrepanz

- eher gering sein: die NAR überschätzen ihre Fähigkeiten nur geringfügig;
- eher mittel sein: die NAR überschätzen ihre Fähigkeiten um einiges;
- massiv oder krass sein: die Annahmen der NAR sind krass unrealistisch und stehen zu Daten in eklatantem Widerspruch.

Auch bezüglich solcher Annahmen gilt:

- Manche sind eher positiv: Eine solche Annahme kann eher selbstwertstabilisierende Effekte haben; beeinflusst sie das reale Handeln kaum, hat sie in der Summe eher positive Effekte. (Wahrscheinlich gilt das aber nur bei leichten bis mittleren Diskrepanzen!)
- Diese Annahmen können jedoch (extrem) negative Effekte haben (da die Personen sie jedoch glauben wollen, stellen sie die Annahmen auch bei hohen Kosten kaum in Frage!).

Und natürlich gilt: Je unrealistischer die Annahme über eigene Fähigkeiten etc. ist, die einer Entscheidung zugrunde liegt, desto höher ist die Wahrscheinlichkeit, dass die Entscheidung zu Handeln führt, mit dem die Person in der Realität scheitert: Statt, wie erwartet, große Gewinne zu erzielen, erzeugt sie große Kosten.

Wenn ich glaube, dass eine Geschwindigkeitsbegrenzung in Baustellen was für inkompetente Weicheier ist und ich statt mit 60 mit 160 km/h hineinfahre, kann ich Glück haben und tatsächlich hohe Kompetenzen aufweisen und mir passiert nichts (außer, dass ich gegen Verkehrsregeln verstoße, s. u.). Überschätze ich meine Kompetenzen jedoch krass, dann lande ich an der Leitplanke oder schlimmer, ich gefährde massiv andere Personen.

Wenn ich glaube, ich könnte die Entwicklung von Börsenkursen weit besser vorhersagen als andere, dann kann ich u. U. mein eigenes Geld und das meiner Kunden „verzocken“.

Solche Arten von Fehlern kommen bei Personen mit massivem NAR-Stil (oder besser: narzisstischer Persönlichkeitsstörung) leider des Öfteren vor.

Bei sogenannten „erfolgreichen NAR“, die tatsächlich effektiv real kompensieren und real erfolgreich sind, sind die Diskrepanzen eher leicht bis mittel; bei sogenannten „erfolglosen NAR“, die massive Selbstzweifel aufweisen jedoch nicht durch reale Leistungen kompensieren, sind solche Diskrepanzen oft sehr krass.

Erfolglose NAR weisen stark negative Annahmen im SK– auf – da sie aber kaum Anstrengungen für eine reale Kompensation durch Erfolge realisieren, brauchen sie als Gegengewicht gegen das SK– „illusionäre Annahmen“, also ein massiv unrealistisches SK+.

Durchschnittlich erfolglose NAR sind

- 25–45 Jahre alt,
- haben keine abgeschlossene Schulausbildung,
- keine abgeschlossene Lehre,

- keine Anstellung,
- wohnen bei der Mutter,
- spielen Computerspiele,
- unternehmen oft relativ wenig, um ihren Zustand zu verändern.

Sitzen sie dann einem Therapeuten gegenüber, machen sie jedoch oft sehr krasse Aussagen wie:

- „Wissen Sie, in drei Jahren gehe ich nach Amerika und da komme ich ganz groß raus."
- „In ein paar Jahren verdiene ich eine Million und dann fahre ich mit einem Ami-Schlitten durch die Stadt."
- „Ich würde ja einen Job annehmen, aber unter 4000 Euro pro Monat mache ich das nicht."
- „Wissen Sie Herr X., dass ich nicht mehr Bundeskanzler werden kann, das weiß ich. (Pause) Aber Bundesminister werde ich auf alle Fälle noch."
- „Ich plane, eine Unternehmensberatungsfirma aufzumachen." Usw.

Es ist unschwer ersichtlich, dass die Personen sich durch solche Annahmen in extrem hohen Ausmaß selbst sabotieren: Anstatt realistische Ziele zu setzen und zu verfolgen, scheitern sie regelmäßig an den unrealistischen Zielen, die sie gar nicht erreichen können. Das daraus resultierende Scheitern verstärkt das SK–, was als Kompensation zu einer Entwicklung eines noch unrealistischeren SK+ führt usw.

10.2.2.3 Sonderrechte

Eine bei NAR *sehr* verbreitete Annahme, die eine (massive) Selbsttäuschung ist, ist die Annahme, „*Sonderrechte*" zu haben: Die Person nimmt z. B. an,

- dass sie das Recht hat, von Alltagsbelastungen und „täglichem Quatsch" befreit und entlastet zu werden und überträgt diese Aufgaben einem Partner;
- dass sie das Recht hat, beim Arzt, an Kassen usw. vorgelassen zu werden (da ihre Zeit wertvoller ist als die anderer Menschen);
- dass sie das Recht hat, sich über Gesetze und Regeln hinweg zu setzen und z. B. „Verkehrsregeln als Empfehlungen" zu betrachten;
- dass sie das Recht hat, Regeln zu setzen, also anderen Menschen vorzuschreiben, was sie zu tun und nicht zu tun haben usw.

Damit sind Personen mit NAR meist ausgeprägte „Regelsetzer“: Sie haben Erwartungen an Interaktionspartner der Art:

- Man hat mich nicht zu behindern!
- Man hat mich nicht zu kritisieren!
- Man hat mich respektvoll zu behandeln!
- Man hat Dinge für mich zu tun! Usw.

Und: NAR haben die Annahme, dass sie Interaktionspartner auch bestrafen dürfen, wenn die sich nicht an diese Regeln halten.

Natürlich ist diese Annahme, es stünden einem Sonderrechte zu, durch *nichts* gerechtfertigt: Die NAR stehen nicht über Gesetzen, haben keinen Anspruch darauf, anders behandelt zu werden als andere. Und sie haben sich durch ihr Handeln auch keine Sonderrechte „verdient“: Selbst, wenn sie etwas Besonderes geleistet hätten, könnte das Interaktionspartner kaum dazu veranlassen, ihnen Sonderrechte einzuräumen: Warum sollten sie das?

Dennoch ist diese Selbsttäuschung wichtig: Denn sie verleiht das Gefühl von Überlegenheit, von etwas Außergewöhnlichem, einem *VIP* u. a.

Und, da sich oft andere Personen tatsächlich an solche Regeln halten, wird die Annahme der Personen immer wieder (intermittierend!) bekräftigt!

Interaktionspartner (IP) halten sich oft *am Anfang* der Interaktion entsprechend an die Regeln: Sie tun, was die Person erwartet.

Stellt die Person dann aber weiterhin hohe Erwartungen, dann wollen sich die IP jedoch irgendwann nicht mehr bevormunden, gängeln oder determinieren lassen: Sie weigern sich zunehmend, sich nach den Regeln der NAR zu richten. Macht die Person dann mit dem Setzen von Regeln so weiter, können die IP sauer werden und es kommt zu (massiven) interaktionellen Konflikten: Dann tun die IP gar nicht mehr, was die Person erwartet, sondern machen der Person nun ebenfalls Druck. Und die Beziehung kann sich massiv verschlechtern.

In diesen Fällen erzeugen die Regelsetzungen für eine Person hohe Kosten: Und dies könnte/sollte sie eigentlich dazu veranlassen, ihre Einstellungen und ihr Verhalten zu überdenken und zu verändern (dies wäre eine gute Realitätsanpassung). Das tut die Person jedoch meist nicht: Wenn sie Kosten hat, tendiert sie dazu, sich die Kosten schön zu rechnen. Oder sie nimmt an, dass die IP „nicht richtig funktionieren“, da sie offenbar nicht erkennen, welche Rechte der Person zustehen. Die Person möchte aber natürlich auch nicht auf ihre (für sie günstigen) Sonderrechte verzichten. All das veranlasst die Person, bei Kosten ihr System eben *nicht* zu reflektieren und eben *nicht* zu modifizieren, sondern „die Lösung mehr desselben zu fahren“.

10.2.2.4 Die Legitimationsannahme

Im Grunde ist die Legitimationsannahme Teil einer Regelsetzer-Struktur: Da sie aber besonders wichtig ist, möchte ich sie hier nochmal eingehender behandeln. Denn ein zentraler Kern des Regelsetzer-Verhaltens ist die Annahme, dazu *legitimiert* zu sein: Also tatsächlich über Sonderrechte, Ausnahme-Rechte oder Legitimationen zu verfügen (die „normale" Menschen eben nicht haben).

Es ist klar, dass diese Annahme psychisch zwei Funktionen hat:

- Zum einen stellt sie eine starke Selbstwerterhöhung dar: Man ist etwas ganz Besonderes und hebt sich deutlich „von der Masse" ab.
- Zum anderen verschafft man sich damit aber auch starke soziale Vorteile.

Daher ist die Annahme im psychischen System der NAR sehr wichtig: Denn im Grunde genommen ist den NAR (da sie oft intelligent sind) auch klar, dass die Annahme kompletter Unsinn ist. Als Therapeut kann man sie auch sehr leicht damit konfrontieren und sie geraten dann sofort in ernsthafte Begründungsprobleme! Aber die NAR *brauchen* diese Annahmen, also wollen sie trotz ihrer offensichtlichen Unsinnigkeit fest daran glauben!

Daher neigen sie in aller Regel von sich aus überhaupt nicht dazu, diese Annahme in Frage zu stellen. Werden sie mit der Tatsache fehlender Legitimation konfrontiert, geraten sie in ernsthafte Argumentationsschwierigkeiten und verwenden deshalb Rechtfertigungen oder reagieren ärgerlich und aggressiv, versuchen also, den Kritiker einzuschüchtern.

10.2.2.5 Kontrolle

Wir haben gesehen, dass eine Selbsttäuschung über die Möglichkeiten und die Effizienz eigener Kontrolle verbreitet und, in dosiertem Ausmaß, durchaus positiv ist.

Aber auch bei Kontrolle kann ein hohes Ausmaß an Illusion zu Problemen führen. Und Personen mit NAR weisen manchmal eine recht starke Selbsttäuschung darüber auf, *in welchem Ausmaß sie Kontrolle über die Realität haben.*

Sie nehmen an, dass sie in hohem Maße Interaktionspartner unter Kontrolle haben: Dass die tun, was sie wollen und sagen, dass andere ihren Regeln folgen werden, dass sie andere durch ihre Autorität u. a. beeinflussen können usw.

In einem gewissen Ausmaß mögen solche Annahmen sogar richtig sein: Vor allem erfolgreiche NAR haben viele IP durchaus unter Kontrolle. Die Gefahr besteht aber darin, diese Kontrolle zu überschätzen, z. B.:

- IP haben (wie ausgeführt) irgendwann „die Nase voll" davon, den Regeln der Person zu folgen.
- Ihre „Autorität" ist doch nicht so hoch wie erwartet.
- Andere sind von ihrer Intelligenz, Kompetenz u. a. nicht so stark beeindruckt wie erhofft.
- Unter Umständen haben die NAR sogar einige IP sogar schon verprellt und sie sind der Person in gar keiner Weise mehr gewogen (damit verstoßen die NAR gegen ein Prinzip von Oskar Wilde: Man kann in der Wahl seiner Freunde nicht vorsichtig genug sein.).

Durch solche Fehlentscheidungen kann es dann kommen,

- dass sich der NAR auf Unterstützung verlässt, die er gar nicht bekommt;
- dass er annimmt, dass IP mit ihm solidarisch sind, sie es aber faktisch gar nicht sind;
- dass IP ihm Aktionen durchgehen lassen, die sie tatsächlich aber ablehnen;
- dass er Projekte durchsetzen kann, die andere jedoch sabotieren.

Eine Illusion von Kontrolle kann sich aber auch auf andere Aspekte beziehen:

- Die Annahme, den eigenen Körper unter Kontrolle zu haben: Dass man mehr Alkohol aushält als andere, dass man trotz Alkohol noch richtig funktionieren kann, dass man extrem stressresistent ist u. ä.
- Dass man Realitätsaspekte unter Kontrolle hat: Dass man Behörden, Vorgesetzte o. a. geschickt manipulieren kann und damit immer bekommt, was man will.
- Dass man Regeln überschreiten kann, ohne dass einem etwas passiert.
- Dass man Zukunftsaspekte besser vorhersagen kann, als alle anderen.
- Dass man Risiken immer richtig abschätzt.

Auch aus diesen Annahmen können gravierende Fehlentscheidungen folgen.

Eine besonders verbreitete Fehleinschätzung hängt mit der hohen Handlungsorientierung der NAR zusammen: NAR haben die Tendenz, nicht lange über Probleme oder über ein Scheitern nachzudenken, sondern nur so viel und so lange zu analysieren, bis sie einen Handlungsplan haben und dann gehen sie in Handlung über.

Das macht sie oft effektiv: Sie können schnell entscheiden, schnell reagieren und damit Probleme oft schnell in den Griff bekommen.

Die Gefahr einer solchen Strategie liegt aber darin, *zu schnell* zu reagieren: Also zu wenig zu analysieren, die Situation zu stark zu „vereinfachen", zu viele Aspekte unberücksichtigt zu lassen.

Und hier kommt die Fehleinschätzung ins Spiel: Viele NAR denken, dass sie, auch wenn sie schnell sind, immer alles ausreichend durchdenken. Dass es ihnen im Grunde nicht passieren kann, wichtige Informationen zu übersehen, dass sie mit ihren Entscheidungen sowieso intuitiv richtig liegen. Nur: Damit können sie sich durchaus irren!

10.3 Selbsttäuschungen bei histrionischem Persönlichkeitsstil

10.3.1 Charakteristika eines histrionischen Stils

10.3.1.1 Allgemeine Charakteristika

Der histrionische Stil (HIS) ist vor allem durch *Dramatik* gekennzeichnet: Man inszeniert sich selbst, stellt Geschichten theatralisch dar, übertreibt Sachverhalte, steigert sich in Probleme hinein u. a. Eine Person mit HIS will damit vor allem Aufmerksamkeit erhalten: Sie möchte im Mittelpunkt der Aufmerksamkeit aller stehen.

Zu Charakteristika eines histrionischen Stils siehe: Apt und Hurlbert (1994); Baker et al. (1996); Bornstein (1998, 1999); Chen et al. (2004); Lilienfeld et al. (1986); Millon (1996); Slavney (1978); Slavney und Rich (1980); Slavney et al. (1977).

Der histrionische Stil ist für die Person selbst und für Interaktionspartner nie langweilig und es ist immer „was los". Andererseits kann er aber auch sehr anstrengend sein.

Zu weiterführender Literatur siehe Sachse (2002, 2004, 2007a, b, 2008, 2016c, 2018b) sowie Sachse et al. (2012).

10.3.1.2 Psychologische Komponenten

Das *zentrale Beziehungsmotiv* der HIS ist *Wichtigkeit*: Dies ist der Wunsch, im Leben anderer Personen eine bedeutende Rolle zu spielen und das auch mitgeteilt zu bekommen.

Dabei will man bestimmtes Feedback, das man als Hinweise auf Wichtigkeit interpretieren kann: Man will:

- Aufmerksamkeit
- gesehen werden
- ernstgenommen werden
- dazugehörig sein.

Am liebsten hätte man Botschaften wie:

- Ich brauche Dich.
- Ich kann ohne Dich nicht leben.
- Ich schenke Dir Aufmerksamkeit.
- Ich verbringe gerne Zeit mit Dir.
- Ich setze mich mit Dir auseinander.
- Ich berücksichtige Deine Wünsche etc.

Erhält man solches Feedback, dann stellt sich ein Gefühl von Zufriedenheit ein.

Wird man dagegen ignoriert, erhält man keine Aufmerksamkeit, wird man nicht ernst genommen etc., dann resultieren Enttäuschung und Traurigkeit.

Personen mit einem HIS-Stil haben in ihrer Biographie die Erfahrung gemacht, dass sie keine Wichtigkeitssignale erhalten haben oder aber weniger, als sie gebraucht hätten.

Und sie haben auch als Person keine Solidarität erhalten. Ihr Vater hat keine Zeit mit ihnen verbracht, Mutter hat sie oft ignoriert, alle sind ohne sie ausgekommen, man hat sie nicht ernst genommen u. a.

Und es hat sich niemand um sie gekümmert, wenn sie es gebraucht hätte.

Daraus resultieren auf der Motivebene der Wichtigkeit *Selbstschemata* wie:

- Ich bin nicht wichtig.
- Ich spiele im Leben anderer keine Rolle.

Und auch:

- Ich habe anderen nichts zu bieten.
- So wie ich bin, werde ich nicht wahrgenommen.

Dies sind ganz zentrale Selbstschemata von Personen mit einem HIS-Stil: Und es sind meist hochgradig hyper-allergische Schemata: Hört ein Interaktionspartner nicht ganz aufmerksam zu, gähnt er einmal (weil er schlicht müde ist!), guckt er einmal auf die Uhr, ist er abgelenkt u. a., dann wird das Schema aktiviert mit Gedanken wie:

- Ich werde wieder ignoriert!
- Ich werde wieder nicht wahrgenommen!
- Ich werde wieder nicht ernst genommen usw.

Dies kann Traurigkeit auslösen, jedoch auch schnell Regelschemata (s.u.) aktivieren, die dann Ärger erzeugen!

Aufgrund ihrer Erfahrungen bilden HIS auch entsprechende *Beziehungsschemata* aus:

- In Beziehungen wird man ignoriert, nicht wahrgenommen.
- In Beziehungen bekommt man keine Aufmerksamkeit.
- In Beziehungen wird man nicht ernst genommen.

Die gleichen Situationsaspekte, die die Selbstschemata aktivieren, können auch die Beziehungsschemata auf den Plan rufen, mit den gleichen Konsequenzen.

Personen mit einem HIS-Stil haben auch deutliche Beziehungsschemata ausgebildet, wie:

- In Beziehungen wird man nicht ernst genommen, sondern ignoriert.
- In Beziehungen erhält man keine Aufmerksamkeit.
- Niemand hört einem zu!
- Niemand nimmt einen wahr!
- Niemand kümmert sich!
- Nie ist jemand für mich da!

Alle diese Schemata sind hochgradig hyper-allergisch: Sie werden schon aktiviert, wenn ein Interaktionspartner mal abgelenkt ist, auf die Uhr schaut und sogar gähnt, wenn er ein Thema wechselt, selbst etwas erzählen will u. a.: Denn alle diese Handlungen zeigen, dass die Person nicht im Zentrum der

Aufmerksamkeit steht und sich der Interaktionspartner offenbar mit anderen Aspekten beschäftigt.

Eine Aktivierung dieser Schemata ruft schnell Traurigkeit, aber auch Gefühle wie „gekränkt sein", „beleidigt sein" u. a. hervor.

Die Selbst- und Beziehungsschemata der Person besagen nun, dass sie „als Person" oder „so wie sie ist" keine Wichtigkeit aufweist und von Interaktionspartnern auch keine Wichtigkeitssignale bekommen kann (real ist das Unsinn, aber wir wissen ja, dass das den Schemata völlig egal ist!).

Damit bestehen aber zwei Aspekte:

- Ein starkes Bedürfnis nach Wichtigkeit.
- Die Überzeugung, diese als Person nicht bekommen zu können.

Als Lösung dieses Problems bietet sich die Schlussfolgerung an, dass die Person nun selbst, durch bestimmtes Handeln, dafür sorgen muss, dass sie Aufmerksamkeit etc. bekommt!

Und dadurch entstehen bestimmte kompensatorische *Normen* wie:

- Sorge dafür, dass Du Aufmerksamkeit erhältst!
- Bringe andere dazu, Dich ernst zu nehmen!

Und auch eine Norm wie:

- Sei die Wichtigste!
- Sei für alle die Nummer eins!

Und:

- Sorge dafür, dass Du auch wirklich die Wichtigste bist!

Zur Kompensation negativer Beziehungsannahmen entwickeln die HIS (manchmal ausgesprochen krasse) *Regel-Schemata*, z. B.:

- Ein Interaktionspartner hat mir uneingeschränkte Aufmerksamkeit zu geben!
- Man hat mich ernst zu nehmen und sich mit mir auseinanderzusetzen!

Auf der Ebene von Solidarität entwickelt eine Person mit HIS Regeln wie:

- Man hat sich um mich zu kümmern!
- Man hat an meiner Seite zu stehen!

Auch die HIS haben dabei Annahmen der Art,

- dass Interaktionspartner diese Regeln uneingeschränkt zu befolgen haben,
- dass sie diese Regeln erkennen müssen oder wissen sollten, auch ohne dass man es ihnen extra sagt (= implizite Telepathie-Annahme! wenn man es dem Interaktionspartner extra sagen muss, hat er schon etwas Wichtiges nicht kapiert!),
- dass die HIS legitimiert sind, diese Regeln aufzustellen,
- dass die HIS auch legitimiert sind, einen Interaktionspartner, der sich nicht an diese Regeln hält, zu bestrafen.

Die *Manipulationen* der HIS sind sehr ausgeprägt. Vor allem HIS verwenden zur Manipulation sowohl „positive" als auch „negative" Strategien: Positive Strategien sind solche, die dadurch manipulieren, dass sie auf den Interaktionspartner zunächst positiv wirken und ihn dadurch veranlassen, etwas Bestimmtes zu tun.

Negative Strategien sind solche, die „zwingend" wirken, weil der Interaktionspartner aufgrund eigener Normen nicht anders kann, als in gewünschter Weise zu reagieren.

HIS verwenden dazu *positive Strategien* wie:

- unterhaltsam sein: sie können gut und spannend Geschichten erzählen (oder erfinden), lustige Anekdoten, Stories aus ihrem Leben oder dem Leben anderer;
- attraktiv sein: sich gut kleiden, elegant oder extravagant sein, sich gut schminken, Schmuck, Kleidung, Accessoires aufeinander abstimmen;
- erotische Ausstrahlung haben: gut flirten, erotische Signale senden (hinter denen oft gar keine echte Absicht steckt), sich erotisch bewegen, Blickkontakt aufnehmen, verführerisch lächeln usw.;
- ein „Gesamtkunstwerk" darstellen, d. h. Gestik, Mimik, Sprache, Aussehen gut aufeinander abstimmen, sodass ein sehr positiver Gesamteindruck entsteht.

HIS verwenden aber auch sehr viele *negative Strategien*:

- kritisieren und nörgeln: den Interaktionspartner offen oder verdeckt kritisieren, ständig Unzufriedenheit kommunizieren („Du hättest ja auch mal xy machen können!");
- den Partner unter Druck setzen (Sie: „Wenn wir um 8 verabredet sind, hast Du um 8 zu kommen." Er: „Schatz, ich habe leider im Stau gesteckt." Sie: „Dann fahr doch gefälligst früher los!");

- Strafreize setzen: Ein HIS kann (lange) beleidigt, eingeschnappt, gekränkt reagieren und den Partner „von Tisch und Bett trennen“, ohne auf Friedensangebote einzugehen („Ich kann länger als Du!“);
- Symptome produzieren: Das ist eine besondere Fähigkeit der HIS: Hier können sich die HIS am gesamten Symptomkatalog (des ICD) bedienen, z. B.
- können sie Kopfschmerzen produzieren, damit ihr Partner zu Hause bleibt,
- über Rückenschmerzen klagen, damit der Partner sich kümmert,
- Herzschmerzen, damit der Partner nicht von ihrer Seite weicht usw. usw.

10.3.2 Selbsttäuschungen bei histrionischem Stil

10.3.2.1 Regel-Setzer-Struktur

Bezüglich des Regel-Setzer-Verhaltens weisen die HIS sehr ähnliche Arten von Selbsttäuschungen auf wie die NAR. Sie glauben, dass sie dazu berechtigt sind, IP für ihre Zwecke einzuspannen und tun das auch sehr konsequent.

Sie weisen z. T. noch stärkere Annahmen/Forderungen in ihren Regeln auf als NAR, z. B.,

- dass IP für sie rund um die Uhr da sein, zur Verfügung stehen müssen;
- dass IP ihnen jederzeit und in allen Situationen volle Aufmerksamkeit zu geben haben;
- dass IP ihre Anweisungen schnell, ohne zu fragen oder zu murren, genauso ausführen, wie sie sie gebeten haben;
- dass sie im Handeln von IP immer die höchste Priorität haben usw.

HIS glauben damit, dass ihre Forderungen an IP deutlich krasser, absoluter und rigider sein dürfen, als NAR das glauben.

Und das hat natürlich zur Folge, dass IP sich solche Aktionen auf Dauer noch weniger gefallen lassen und recht schnell sauer werden.

Damit erzeugen HIS mit ihrem Regelsetzer-Verhalten noch deutlichere Interaktionskosten und dies auch schneller als NAR.

Aber auch wie NAR führt das in aller Regel *nicht* dazu, dass eine Person ihr Handeln reflektiert oder ändert:

- Denn sie hält die Forderungen für legitim.
- Wenn andere das nicht tun, hat das folglich nichts mit ihr zu tun, sondern die anderen „funktionieren nicht richtig“.
- Und außerdem will die Person auf diese Art von Kontrolle und auf die Vorzüge einer solchen „Rundum-Versorgung“ nicht verzichten.

Auch die Legitimationsannahmen der HIS sind krasser als die der NAR:

- HIS nehmen an, dass sie als Person legitimiert sind, solche Forderungen aufzustellen, auch sehr extreme.
- HIS nehmen an, dass sie in hohem Maße legitimiert sind, die Nicht-Befolger ihrer Regeln zu bestrafen.

Und genau das tun sie dann auch häufig in extremem Maße: So hat eine Frau z. B. auf einer Feier ihren Mann losgeschickt, ihr ein Glas Sekt zu holen. Als der Mann mit dem Sekt zurückkommt, trifft er einen alten Freund und plaudert fünf Minuten mit dem; er kommt also fünf (!) Minuten zu spät mit dem Sekt zurück. Daraufhin wird er von seiner Frau in voller Lautstärke vor der ganzen Gesellschaft abgesaut: „Das ist ja immer dasselbe mit dir! Man kann sich nicht auf dich verlassen! Da kann ich ja gleich allein auf die Feier gehen!" Der Mann fragt sich verzweifelt, welches „Ausnahme-Verbrechen" er begangen haben könnte: Er ist fünf Minuten zu spät zurückgekommen!

Solche krassen Aktionen sind bei HIS aber keine Ausnahmefälle: Die HIS glauben tatsächlich, dass sie das dürfen und auch, dass sie das tun müssen, damit der Partner „nicht aus der Spur gerät".

10.3.2.2 Positive Strategien

Die Person mit HIS nimmt an, dass ihre positiven Strategien erfolgreich sind, d. h. dass sie bei IP genau das bewirken, was sie bewirken sollen.

Und: Sie nehmen an, dass dem IP diese Strategien *gefallen*, dass diese sie *wollen* und durchweg auch positiv bewerten. Sie kommen damit nicht auf die Idee, dass diese Strategien, vor allem bei einer Überdosierung, dazu führen könnten, dass IP genervt, verärgert, sauer o. ä. werden könnten.

Für den unmittelbaren Augenblick stimmt die Annahme, das Handeln sei positiv, meist: Wird ein Mann „umgarnt", mag ihm das unmittelbar gut gefallen.

Das Problem liegt aber darin, dass die HIS durch ihr Verhalten *immer wieder* erwarten, dass andere etwas für sie tun und dass sie nicht auf die Idee kommen, sie müssten auch mal etwas für andere tun.

Man hat oft den Eindruck, dass der Person die Annahme gar nicht wirklich bewusst ist, aber sie glauben.

- dass sie sich durch ihr Verhalten die Legitimation zur Regelsetzung verdienen,
- dass sie sowieso das Recht haben, solche Regeln zu setzen,

- dass ihr Verhalten immer nur positiv auf IP wirken kann,
- dass IP sowieso von sich aus den Wunsch haben, ihnen Wünsche von den Augen abzulesen,
- dass IP sowieso die Tendenz haben, ihre eigenen Wünsche den Wünschen der Person unterzuordnen.

Da sie von solchen Annahmen ausgehen, „fallen sie aus allen Wolken“, wenn ein IP sich beschwert, die Befehle verweigert, die Manipulation aufdeckt o. ä.

10.3.2.3 Negative Strategien

Negative Strategien wirken oft auf IP unmittelbar unangenehm: Man soll etwas tun, was man nicht will, was man nicht für sinnvoll hält u. a., fühlt sich aber von der Person gezwungen („Du willst mich doch wohl nicht im Stich lassen!“).

Daher sind die interaktionellen Folgen negativer Strategien schnell eine Verschlechterung der Beziehung, Konflikte, Auseinandersetzungen o. a.

Aber auch hier kommt die Person nicht ohne Weiteres auf die Idee, selbst ein interaktionelles Problem erzeugt zu haben: Denn sie glaubt selbst daran,

- dass sie die Probleme hat,
- dass ihr deshalb Hilfe zusteht,
- dass es ihr Recht ist, dies einzufordern,
- dass es die Aufgabe des IP ist, etwas für sie zu tun,
- dass es vom IP unmoralisch, unakzeptabel wäre, es nicht zu tun.

Dass ihr strategisches Handeln eine interaktionelle Zumutung ist, blendet sie aus ihrer Aufmerksamkeit aus: Sie schaltet auch ihre Empathie ab, denn wenn sie sich in den IP hineinversetzen würde, würde sie erkennen, welche Effekte ihr Handeln auslöst.

Für einen Außenstehenden ist es oft schon erstaunlich, dass eine negative Strategie offensichtlich Interaktionspartner stark verärgert und auch sehr deutlich wird, dass die Verärgerung eindeutig Folge dieser Strategie ist, dass die Personen jedoch diesen Zusammenhang nicht erkennen: Sie erkennen zwar die Verärgerung, attribuieren dies jedoch darauf, dass der Partner „sie nicht versteht“, „nicht fürsorglich ist“, „ihnen die Aufmerksamkeit verweigert“ o. ä. Diese massive „Ausblendung des Offensichtlichen“ ist schon bemerkenswert!

Man kann diese massive Form von Selbsttäuschung auch nur verstehen, wenn man weiß, dass HIS sich für authentisch und nicht manipulativ halten *wollen*: Sie wollen ja gerade Aufmerksamkeit und Fürsorge *als Person*, nicht (nur) für ihr Handeln bekommen! Würden sie erkennen, dass sie das alles nur erreichen, *weil* sie manipulativ sind, würde ihr gesamtes System kollabieren. Dies ist ein extrem starker Motivator für eine Selbsttäuschung!

Das Problem besteht aber in einer exponentiellen Verschlimmerung des Zustandes: Der IP ist genervt, also müsste die Person ihr Handeln *ändern*.

Da sie sich aber gar nicht für die negativen Effekte verantwortlich macht, sondern vor allem den Partner, macht sie nicht weniger, sondern „mehr desselben": Sie übt noch mehr Druck aus, manipuliert noch mehr, wodurch sie den Partner aber noch stärker verärgert. Auf diese Weise kommt ein Teufelskreis zustande, der nur in einer Katastrophe enden kann.

10.4 Selbsttäuschung bei dependentem Persönlichkeitsstil

10.4.1 Charakterisierung eines dependenten Stils

10.4.1.1 Allgemeine Charakteristika

Personen mit einem dependenten Persönlichkeitsstil (DEP) erscheinen in Beziehungen angenehm, zuvorkommend und „pflegeleicht": Sie tun viel für ihre Interaktionspartner, versuchen, „ihnen die Wünsche von den Augen abzulesen", melden kaum eigene Bedürfnisse an, widersprechen kaum, sind mit allen Vorschlägen einverstanden usw. Zu weiterführender Literatur siehe: Bornstein (1993, 1995a, b, 1996, 1997, 2006, 2007); Bornstein et al. (1996a, b); Caspi et al. (1989); Chen (2006); Chen et al. (2009); Goldberg et al. (1989); Loas und Cormier (2008); Overholser (1996); Main et al. (1985); Sachse (2014a); Sachse et al. (2013); Sachse und Sachse (2016); Sinha und Watson (2006); Sroufe et al. (1983); Zuroff und DeLorimier (1989).

Als Gastgeber sind sie ideal, als Partner erfüllen sie dem Partner nahezu alle Wünsche, nehmen ihm unangenehme Arbeiten ab, sind mit allem einverstanden und „machen keine Schwierigkeiten".

Sie selbst scheinen dieses Verhalten auch gut zu finden und es „gerne zu tun".

Schaut man genauer hin, dann hat der Stil zwar viele Vorteile – Interaktionspartner fühlen sich mit der Person wohl und wissen das „verwöhnt werden" durchaus zu schätzen.

Andererseits zahlen Personen mit DEP dafür aber auch einen Preis: Sie stellen eigene Bedürfnisse zurück, wissen nach einiger Zeit gar nicht mehr, was sie selbst wollen und (im Extremfall) lassen sie sich viel zu viel von einem Interaktionspartner gefallen.

10.4.1.2 Psychologische Komponenten

Das zentrale *Beziehungsmotiv* von Personen mit einem dependenten Stil ist *Verlässlichkeit*: DEP wollen von Interaktionspartnern Botschaften erhalten, dass eine Beziehung verlässlich und damit stabil ist: Dass der Interaktionspartner die Beziehung nicht „kündigen" will, die Person nicht verlassen wird; aber auch, dass Probleme und Konflikte eine Beziehung nicht in Frage stellen oder in grundlegende Probleme bringen.

Erhalten DEP solche Botschaften, dann erzeugt das ein Gefühl von Sicherheit, von solider Basis, auf die man sich verlassen kann

Erhalten DEP solche Botschaften nicht, werden sie verunsichert: Sie fangen an, sich Sorgen zu machen.

Erhalten DEP dagegen gegenteilige Botschaften („ich kann Dich jederzeit verlassen"), dann entstehen (starke) Ängste.

Oft ist bei DEP ein weiteres wichtiges Beziehungsmotiv *Solidarität*: Sie möchten den Eindruck haben, dass ihr Partner wirklich bei ihnen ist, wenn sie ihn brauchen.

Erhalten sie solche Signale, dann erzeugt das ein Gefühl von Geborgenheit; erhalten sie die Signale nicht, resultieren Verunsicherung und Angst.

Aus den beschriebenen Erfahrungen bilden sich vor allem negative Beziehungsschemata, aber auch negative Selbstschemata.

Charakteristische *Selbstschemata* von Personen mit DEP sind:

- Ich habe keine positiven Eigenschaften, die andere an mich binden.
- Ich kann nichts tun, um ein Verlassenwerden zu verhindern-
- Ich kann ein drohendes Verlassenwerden nicht rechtzeitig erkennen.

Noch ausgeprägter als Selbstschemata sind bei DEP allerdings *Beziehungsschemata*. Solche sind:

- Beziehungen sind nicht stabil.
- In Beziehungen kann man jederzeit verlassen werden.
- Man kann jederzeit ohne Vorwarnung verlassen werden.

Und:

- Beziehungen sind nicht belastbar.
- Jeder Konflikt, jede Auseinandersetzung stellt eine Beziehung in Frage.

Weist eine Person solche Schemata auf, dann hat sie in Beziehungen eine ständige Damokles-Situation: Das „Schwert des Verlassenwerdens" schwebt immer über ihrem Kopf.

Es wird deutlich, dass *alle* angeführten Schemata eine Angst bedingen, verlassen zu werden und *alle zusammen* erzeugen eine *sehr große Angst davor, verlassen zu werden.*

Daher ist es für die Person existentiell wichtig, dagegen Kompensationen zu entwickeln.

Da sie aber annimmt, beim Eintreten eines Verlassenwerdensprozesses nichts mehr tun zu können, ist die psycho-logische Folgerung, dass sie versuchen muss, es gar nicht erst so weit kommen zu lassen!

Und da ein Verlassenwerden „aus heiterem Himmel" passieren kann, muss die Person alle Bedingungen herstellen, die das Einsetzen eines solchen Prozesses verhindern!

Das kann sie auf zwei Arten tun:

- Sie muss für ihren Partner möglichst positive Bedingungen schaffen, sodass er gar nicht auf die Idee kommt, die Person zu verlassen.
- Sie muss aber auch alles verhindern, das den Partner verärgern, frustrieren, kränken oder unzufrieden machen könnte, um eventuelle Gründe für ein Verlassenwerden gar nicht erst aufkommen zu lassen.

Und:

- Ich muss dem Partner gegenüber möglichst solidarisch sein, damit eine Chance besteht, dass er das auch ist.

Und aus dieser Psycho-Logik ergeben sich nun bestimmte *kompensatorische Normen*: Zum einen Normen, die sich darauf beziehen, es dem Partner angenehm zu machen:

- Tue alles für Deinen Partner!
- Erfülle alles, was der Partner von Dir erwartet!
- Und zwar, bevor er es noch sagen muss!
- Und möglichst, bevor er selbst weiß, was er will!

Diese Normen führen zu etwas, das wir als *Erwartungsorientierung* bezeichnen: Man will möglichst alles, was der Partner möchte, erfüllen, damit der Partner möglichst zufrieden ist und damit die Beziehung nie in Zweifel zieht.

Eine so offene (und unverschämte) *Manipulation*, wie sie HIS und NAR realisieren, ist bei einem DEP natürlich undenkbar: Überhaupt bedeutet Manipulation immer, „sich etwas vom anderen zu holen". Dieses Vorgehen passt aber nicht in die Schemata des DEP: Denn der gibt und nimmt nicht.

Andererseits will der DEP aber, wie die Normen gezeigt haben, die Beziehung zum Partner *verlässlich machen*, auch dann, wenn sie von Seiten des Partners (was die Schemata ja annehmen!) gar nicht verlässlich ist.

Eine solche Vorgehensweise erfüllt aber eindeutig die Kriterien einer Manipulation.

Daher muss der DEP zwei widersprüchliche Aspekte in Einklang bringen:

- Er muss *hoch manipulativ sein*, denn ansonsten kann er (aus seiner Sicht) Beziehungen gar nicht verlässlich *machen*.
- Er darf aber vor anderen und vor sich selbst nicht als manipulativ dastehen.

10.4.2 Selbsttäuschung

10.4.2.1 Notwendigkeit zur Selbsttäuschung

Personen mit einem DEP-Stil realisieren meist *Selbsttäuschungen in einem besonders hohen Ausmaß*, sowohl was das Ausmaß der Selbsttäuschung betrifft, als auch was die Fähigkeit der Person betrifft, selbst an diese Täuschungen zu glauben. Personen mit dependentem Stil sind die „Meister der Selbsttäuschung".

Auch bei Personen mit DEP-Stil gilt das, was schon allgemein über Selbsttäuschungen gesagt wurde: Sie dienen dazu, die im System entstehenden Diskrepanzen und Dissonanzen zu reduzieren.

Und solche Diskrepanzen sind bei Personen mit einem DEP-Stil besonders offensichtlich:

- Sie behaupten, sie möchten alles für ihren Partner tun – tatsächlich bedeutet das aber, dass sie zu wenig für sich selbst tun.
- Sie behaupten, Harmonie sei ihnen wichtig – tatsächlich können sie aber eigene Belange nicht mehr durchsetzen.
- Sie behaupten, sie hätten sich freiwillig für ihr Handeln entschieden – tatsächlich werden sie aber durch ihre eigene Angst dazu veranlasst *usw. usw.*

Man muss annehmen, dass die Personen mit DEP im Alltag auch ständig mit solchen Diskrepanzen, Unstimmigkeiten etc. konfrontiert werden.

Andererseits haben DEP aber eine extreme Angst, verlassen zu werden und damit davor, dass eine Beziehung auch nur ansatzweise in Frage gestellt wird: Das erzeugt eine sehr starke motivationale Tendenz, die Selbsttäuschung aufrecht zu erhalten!

Tatsächlich erzeugt das Handeln der DEP hohe Kosten; sie können z. B.

- eigene Bedürfnisse nicht wahrnehmen oder nicht ernst nehmen
- und diese dann auch nicht realisieren, wodurch Unzufriedenheit entsteht,
- können eigene Wünsche dem Partner gegenüber nicht mehr durchsetzen, ja nicht einmal mehr äußern;
- können als Person in einer Beziehung geradezu „verschwinden", also keinen Aspekt von sich selbst verwirklichen etc.

10.4.2.2 Strategien

Und um diese negativen Effekte zu kompensieren, benötigt man schon ein hohes Ausmaß an Selbsttäuschung.

Deutliche Aspekte einer Selbsttäuschung sind z. B.

- die Annahme, die Beziehung sei (trotz aller Probleme) harmonisch, problemlos, gut, ja sogar „optimal", was einer starken Verzerrung von Realität, also von verfügbaren Daten entspricht;
- die Annahme, der Partner sei (trotz kommunizierter Unzufriedenheit) von der Partnerschaft überzeugt, mit der Partnerin hoch zufrieden, „wisse, was er an ihr habe" und sei „im Grunde" mit allem zufrieden, was wiederum eine Realitätsverzerrung darstellt;
- die Annahme, die Person wisse genau, was der Partner will und tue genau das, wodurch sie außergewöhnlich wichtig werde, was einer Überschätzung eigener Fähigkeiten entspricht;
- die Annahme, die Person mache das alles freiwillig, weil „sie es selbst will" und es sei ihr ein Vergnügen, sich selbst aufzuopfern, was einer Ignorierung eigener Affekte und Motive entspricht und der Entwicklung von Annahmen, für die es keine Evidenzen gibt;
- die Annahme, Krisen seien „eigentlich" nicht so schlimm, gingen vorüber, würden sich durch ein „mehr desselben" an Handlungen sowieso selbst auflösen u. ä., was eine „Kosten-Schönrechnungsstrategie" darstellt.

Um Selbsttäuschung zu realisieren, kann die Person nun verschiedene kognitive Strategien entwickeln, die die vorhandenen Diskrepanzen *scheinbar* (jedoch nicht wirklich) auflösen. Dazu kann man z. B.

- sich klarmachen, dass man das alles *tun muss*, um nicht verlassen zu werden;
- dass es also zum eigenen Verhalten *keine vertretbare Alternative* gibt;
- sich *„die Kosten schönrechnen"*: sich klarmachen, dass „alles gar nicht so schlimm ist", „dass man es gut aushalten kann", „dass es sowieso mit der Zeit besser wird";
- dass man ja auch von dem Handeln selbst etwas hat („Harmonie"),
- dass man sich ja durchaus auch anders entscheiden könnte und dass man deshalb ja „alles freiwillig tut";
- und da man es freiwillig tut, muss man es ja wohl auch aus eigener Motivation heraus wollen.

Wie wir gesehen haben, ist Selbsttäuschung für Personen mit DEP sehr wichtig: *Damit haben sie eine starke Motivation, ihre entsprechenden Annahmen selbst zu glauben*: Und das tun sie dann auch.

Wenn sie sagen, dass sie sich „gerne unterordnen", dann ist das nicht nur ein Image: Die Klienten glauben sich das auch selbst! Und da die DEP ihre eigenen Täuschungen in so hohem Maße selbst glauben, lassen sie diese auch nur wenig durch widersprechende Fakten oder durch Argumente anderer in Frage stellen.

Eine ganz offensichtliche Konsequenz aus den Annahmen ist *eine extreme Unterordnung oder Unterwürfigkeit.*

Man stellt alle eigenen Wünsche zurück, stellt keine Forderungen, beklagt sich nicht, verhandelt nicht usw.

Damit *„lebt man aber das Leben des anderen"*: Man realisiert im Grunde gar kein eigenes Leben mehr, als Person hört man praktisch auf zu existieren!

Und damit macht man sich in allen Beziehungen extrem manipulierbar und *ausbeutbar*: Was immer ein Partner will, man tut es, egal, ob man es angenehm findet oder nicht und egal, ob es einem selbst schadet: Man lässt sich darauf ein, den Interaktionspartner zu bedienen, räumt ihm Sonderrechte ein, lässt sich auf Sexualpraktiken ein, die man im Grunde grässlich findet usw. usw.

In extremen Fällen, bei sehr starker Dependenz, lässt man sich missbrauchen, schlagen und misshandeln. Und anstatt dagegen zu rebellieren, verteidigt man den Interaktionspartner noch.

Hier macht die Person mit DEP krasse Annahmen wie:

- Er meint es ja nicht böse.
- Im Grunde ist er ein guter Mann.
- Er kann sich selbst manchmal (!) nur schwer kontrollieren.
- Man muss ja Verständnis für sein Problem haben.
- Im Grunde genommen ist das alles ja gar nicht so schlimm.
- Ich kann es aushalten, es könnte ja noch schlimmer sein.
- Ich habe ja gar keine Alternative.

Man sieht hier, dass die Annahmen, die die Person selbst glauben will, in *extremem* Maße von allen verfügbaren Daten abweichen und eine krasse Verzerrung der Realität darstellen!

Man muss annehmen, dass die Person eine so extreme Angst davor hat, verlassen zu werden und dann allein da zu stehen, dass, verglichen damit, der reale Zustand weniger schlimm erscheint.

Personen mit sehr starker Dependenz können sehr lange in derart katastrophalen und unwürdigen Bedingungen ausharren: Sie trauen sich nicht sich zu wehren, sich abzugrenzen oder den Partner zu verlassen.

Und die Selbsttäuschung geht oft so weit, dass sie sagen: „Im Grunde ist ja alles in Ordnung." (darüber kann ein Beobachter ebenso erstaunt sein, wie, wenn jemand sagen würde, die Erde sei flach).

Letztlich wird das Ganze zu einer Art von selbstschädigendem Handeln.

10.5 Selbsttäuschung bei schizoidem Persönlichkeitsstil

10.5.1 Charakteristika des schizoiden Persönlichkeitsstils

10.5.1.1 Allgemeine Charakteristika

Der schizoide Stil (SCH) charakterisiert sich dadurch, dass die Personen anscheinend wenig soziale Beziehungen brauchen, gut alleine klarkommen, hochgradig unabhängig sind, Interaktionspartner eher auf Distanz halten und sich auch durch soziales Feedback nur wenig beeindrucken lassen.

Einige amerikanische Forscher meinen, dass der schizoide Stil der verbreiteste Persönlichkeitsstil in westlichen Industriegesellschaften sei.

Der Stil kommt häufig in Kombination mit anderen Stilen vor, z. B. zusammen mit einem narzisstischen Stil.

Zu weiterführender Literatur siehe: Harper (2004); Katz (2004); Martens (2011); Mittal et al. (2007); Nirestean et al. (2012); Rasmussen (2005); Sachse (2014b); Sachse und Sachse (2017); Thylstrup und Hesse (2009); Yan et al. (2011).

10.5.1.2 Psychologische Komponenten

Das zentrale Beziehungsmotiv der SCH ist *Solidarität*: Sie möchten von Interaktionspartnern Signale erhalten, dass jemand für sie da ist, ihnen hilft, sie unterstützt, sich „für sie ins Zeug legt", aber auch sie fördert, auf ihrer Seite ist.

Erhalten sie solche Signale, dann erzeugt das ein Gefühl von Sicherheit, von Zugehörigkeit und von Geborgenheit.

Erhalten die Personen solche Signale nicht, dann fühlen sie sich im Stich gelassen, allein gelassen, manchmal sogar „ausgestoßen" und das löst Traurigkeit aus.

Auf dem Solidaritätsmotiv entwickeln sich Selbstschemata der Art:

- Ich bin es nicht wert, dass man sich um mich kümmert.
- Ich habe keine positiven Eigenschaften, die andere dazu veranlassen können, sich für mich einzusetzen u. ä.

Die Person bildet damit ein negatives Selbstschema aus, das viele Zweifel über den *Wert der eigenen Person für andere* enthält.

Auf dem Anerkennungsmotiv bilden sich Selbstzweifel: Da es nicht viel negatives Feedback gab, bilden sich kaum ausgesprochen negative Annahmen; da es aber kein positives Feedback gab, entwickeln sich Selbstzweifel wie:

- Bin ich als Person ok?
- Kann ich überhaupt Erwartungen erfüllen?
- Bin ich eigentlich kompetent?

Auf dem Solidaritätsmotiv bilden *sich sehr starke* Schemata aus wie:

- Man kann sich nicht auf andere verlassen.
- Im Ernstfall wird man im Stich gelassen.
- Niemand hilft einem.
- Keiner ist an meiner Seite.

Die Solidarität, die man von Interaktionspartnern erhalten könnte, wird damit sehr grundsätzlich in Frage gestellt: Damit ist, aus Sicht der Person, überhaupt nicht zu rechnen!

Da die Personen auch nie wirklich positive, emotional angenehme Erfahrungen mit Interaktionspartnern gemacht haben, bilden sich weiterhin Schemata aus wie:

- Beziehungen bringen nichts.
- Beziehungen sind nicht positiv oder erfüllend.
- In Beziehungen macht man keine positiven emotionalen Erfahrungen.

Die Annahme, dass man sich auf überhaupt niemanden verlassen kann im Hinblick darauf, Unterstützung zu bekommen, ist in einem sozialen Kontext, in dem man in hohem Maße auf Unterstützung anderer angewiesen ist, bedrohlich. Und diese Bedrohung muss die Person dringend kompensieren. Und die Psycho-Logik dabei ist, dass wenn man sich nicht auf andere verlassen kann, man sich in sehr hohem Maße auf sich selbst verlassen können muss.

Daher bilden sich Normschemata wie:

- Sorge immer dafür, dass Du Dich auf Dich selbst verlassen kannst!
- Sei immer stark!
- Sei gewappnet!

Besonders wichtig ist es hier aber, *nie abhängig zu werden*, denn die Schemata sagen: „Wenn Du Dich auf andere verlässt, dann bist Du verlassen!"

Und demnach entwickelt die Person Schemata wie:

- Mach Dich nie von anderen abhängig!
- Sorge immer dafür, dass Du allein klarkommen kannst!
- Mach Dich von anderen Personen, aber auch von deren Feedback unabhängig!

Ein besonders wichtiges Schema ist dabei auch: Du musst auch ohne Beziehungen klarkommen können!

Diese Schemata haben nun wiederum wesentliche psycho-logische Konsequenzen.

10.5.2 Selbsttäuschung

Bei SCH ergibt sich die Notwendigkeit zu einer Selbsttäuschung daraus, dass die Person einerseits

- ein natürliches Bedürfnis nach Beziehungen hat,
- schon aufgrund des hohen Solidaritätsmotivs ein hohes Bedürfnis nach Solidarität hat,
- aufgrund des starken Anerkennungsmotivs ein starkes Bedürfnis nach positivem, persönlichem Feedback hat.

Andererseits sagen die Schemata der Person aber etwas völlig anderes, z. B.

- dass es sinnlos ist, das alles anzustreben, weil man es sowieso nicht erreichen kann,
- dass man sich abhängig machen würde und damit in massive Gefahr geraten würde, wenn man sich auf solche Ziele einließe.

Damit ist die Person aber in einer *massiven Diskrepanz*, die sie irgendwie auflösen muss. Und dazu braucht sie (ein hohes Maß an) Selbsttäuschung.

Die Selbsttäuschung der SCH folgt dabei stark der sogenannten „Saure-Trauben-Strategie“: Da man die Trauben ohnehin nicht bekommen hat, redet man sich ein, sie seien ohnehin sauer und man wolle sie gar nicht.

Eine (massive) Selbsttäuschung ist die von den SCH entwickelte Annahme, *man brauche ohnehin keine Beziehung*: Da Beziehungen „ohnehin nichts bringen“ (sauer sind), kann man auch gut insgesamt darauf verzichten.

Die Klienten versuchen, diese Annahme auch *selbst zu glauben*: Manchmal ist die Sehnsucht nach Beziehungen aber so groß, dass das nur begrenzt funktioniert! (Dennoch ist die entsprechende Darstellung oft so glaubhaft, dass auch Diagnostiker und Therapeuten gelegentlich darauf hereinfallen.)

Und entsprechend dieser Selbst-ideologie verhält man sich dann auch: Man unternimmt nichts mehr, um Beziehungen aufzunehmen, hält Interaktionspartner auf Distanz und da man gut alleine klarkommt, kann man sich relativ leicht vormachen, man brauche keine Beziehungen.

Das ist aber nicht so: Die Sehnsucht nach Beziehungen bleibt bestehen; man kann verhindern, dass man sie wahrnimmt, man kann sie aber nicht „löschen“.

Eine andere wesentliche Selbsttäuschung besteht darin, sich vorzumachen, man brauche soziale Signale und insbesondere Lob und positives Feedback gar nicht: Man versucht, solche Signale „nicht auf sich wirken zu lassen", kontrolliert die dabei entstehenden Affekte und Emotionen, sodass man die Wirkung dieser Signale nicht mehr spürt.

Da man aber auch solche Signale in besonders hohem Maße braucht, ist dieses Vorgehen entweder nicht völlig wirksam oder es ist nur durch großen kognitiven Aufwand und unter Aufbietung von Willensstärke durchzuhalten: Damit wird die Strategie aber sehr anstrengend!

Die Selbsttäuschung hat aber noch eine andere interessante Konsequenz: Eigentlich müssten die negativen Schemata der SCH auch hyper-allergisch reagieren: Dann aber würde der SCH „Wirkung zeigen", was er aber gerade ja nicht will! Und deshalb versucht er, die Aktivierung dieser Schemata systematisch zu verhindern: Meist kann er dann seine nach außen gezeigte Reaktion recht gut kontrollieren, ob er aber auch die tatsächlich ausgelöste Betroffenheit kontrollieren kann, darf bezweifelt werden.

Jeder Mensch kann (in gewissem Umfang) lernen, seine Emotionen oder zumindest seinen Emotionsausdruck zu kontrollieren: Aber in dieser Fähigkeit sind Schizoide und Zwanghafte wahre Meister!

10.5.3 Saure-Trauben-Strategie

Personen mit SCH gehen davon aus, dass Beziehungen im Grunde nichts bringen, ja sie gehen sogar davon aus, dass Beziehungen eher negativ, gefährlich, unangenehm sind: Daher lassen sie sich gar nicht und wenn, dann nur unter großen Vorbehalten darauf ein.

Andererseits ist das Bedürfnis nach Beziehung, nach Austausch, Kontakt, Kommunikation aber etwas biologisch Determiniertes, etwas, was sich in der Evolution als wichtige Komponente herausgebildet hat: Menschen unterscheiden sich zwar in dem Ausmaß, in dem sie Beziehungen brauchen, aber dass sie gar keine brauchen, ist extrem unwahrscheinlich.

Damit ergibt sich für die SCH aber sofort eine deutliche Diskrepanz:

- Auf der einen Seite brauchen sie Beziehungen und sehnen sich danach.
- Auf der anderen Seite halten sie Beziehungen für negativ und wollen sie vermeiden.

Eine Strategie, diese Diskrepanz zu reduzieren, ist die „Saure-Trauben-Strategie": Sollte die Person mit SCH ein Bedürfnis nach Beziehung verspüren (und damit die Diskrepanz aktualisieren), dann macht sie sich selbst klar,

- dass eine Beziehung sowieso nur eine Illusion ist;
- dass eine Beziehung wichtige Bedürfnisse ohnehin nicht befriedigen kann;
- dass Beziehungen langfristig ohnehin scheitern;
- dass Beziehungen sehr anstrengend sind;
- dass Beziehungen viele unangenehme Aspekte aufweisen, die man nicht ernsthaft wollen kann;
- dass man ohne Beziehungen, alles in allem, sowieso besser dran ist;
- und folglich: dass man im Grunde gar keine Beziehungen braucht.

Diese Annahme stellt bei vielen SCH eine sehr massive, sehr resistente Selbsttäuschung dar: Die Person glaubt fest daran, dass die Annahme stimmt.

Was nicht verwunderlich ist, da die Annahme die Diskrepanz sehr wirksam reduziert und ihr isolationistisches Handeln perfekt rechtfertigt.

In der Psychotherapie mit SCH-Klienten sieht man, dass diese im Therapieprozess erst ganz langsam, ganz allmählich die Erkenntnis gewinnen, dass sie Beziehungen im Grunde doch brauchen und dass sie doch unter der Beziehungslosigkeit leiden.

Eine solche Erkenntnis zu vollziehen ist äußerst unangenehm und erfordert Mut, denn man muss sich klarmachen, dass damit auch klar wird,

- dass Klienten sich bisher etwas vorgemacht haben;
- dass ihr bisheriges Verhalten ungünstig war;
- dass sie damit ihre Probleme z. T. erst geschaffen haben;
- dass es nun schwierig sein wird, das Verhalten zu ändern usw.

Will eine Person all diese schmerzlichen Erkenntnisse nicht vollziehen, dann wird sie hartnäckig an dieser Selbsttäuschung festhalten.

10.6 Der passiv-aggressive Persönlichkeitsstil

10.6.1 Charakterisierung des passiv-aggressiven Stils

10.6.1.1 Allgemeine Charakteristika

Personen mit einem passiv-aggressiven Stil (PAS) geht es vor allem um den Schutz eigener Grenzen und des eigenen „Territoriums" sowie um den Schutz eigener Autonomie.

Sie möchten sich nicht bevormunden lassen und möchten nicht, dass andere sich in ihre Angelegenheiten einmischen. Dementsprechend tun sie viel dafür, um das zu verhindern.

Da sie aber davon ausgehen, dass ein Austragen offener Konflikte zu ihren Ungunsten ausgehen wird, können sie sich nicht offen schützen: Sie können einem Interaktionspartner z. B. nicht sagen, dass sie etwas nicht wollen, nicht tun wollen oder dass er sich zum Teufel scheren soll.

Aus diesem Grunde wehren sie sich verdeckt, intransparent: Wenn jemand etwas von ihnen will, sagen sie offen, dass sie das (natürlich) tun werden; dann aber sabotieren sie die Aktion: Sie führen sie nicht aus und erfinden dazu Ausreden (vgl. Sachse und Sachse 2017).

Zu weiterführender Literatur siehe: McCann (2009); Millon (1993, 2011); Millon und Radanov (1995); Vereycken et al. (2002); Wetzler und Morey (1999); Yanes et al. (2010).

10.6.1.2 Psychologische Komponenten

Das zentrale *Beziehungsmotiv* von PAS ist *Grenzen/Territorialität*: Es ist das Motiv, die eigenen Grenzen, die man definiert, zu schützen und zu verhindern, dass jemand ohne Erlaubnis in das eigene Territorium eindringt.

Dabei definiert die Person bestimmte Bereiche ihres Lebens als „ihr Territorium": Mein Körper, mein Zimmer, mein Schreibtisch usw. und diese Territorien haben bestimmte Grenzen.

Respektieren Interaktionspartner diese Grenzen und dringen nicht ohne Erlaubnis in ein Territorium vor, gibt das der Person ein Gefühl von Sicherheit: Sie kann sich innerhalb dieser Bereiche sicher und geschützt fühlen.

Überschreiten Interaktionspartner jedoch (definierte) Grenzen oder dringen sie ohne Erlaubnis in solche Territorien vor, dann löst das ein Gefühl von *Bedrohung* aus: Ein Gefühl, dass andere etwas tun, was sie nicht dürfen und ein Gefühl, der Aktion von anderen ausgeliefert zu sein.

Ein weiteres wichtiges Beziehungsmotiv der PAS ist *Autonomie*: Es ist das Motiv, in bestimmten Bereichen selbst Entscheidungen zu treffen, Dinge so zu regeln, wie man es selbst will und selbst zu bestimmen.

Die Person will z. B.

- ihre Freunde selbst bestimmen,
- selbst entscheiden, wie sie sich kleidet,
- selbst entscheiden, was sie isst,
- selbst entscheiden, wie sie die Freizeit verbringt u. a.

Solche Bereiche definiert die Person als ihre „*Entscheidungssphäre*", also als den Bereich ihres Lebens, in dem sie selbst entscheiden will.

Und: Die Person möchte von Interaktionspartnern, dass diese die Sphäre respektieren, die Person darin entscheiden lassen, sich nicht einmischen, die Person nicht bevormunden und nicht kontrollieren.

Die geschilderten biographischen Erfahrungen führen nun zur Entwicklung von *Selbstschemata* wie:

- Ich kann meine Grenzen nicht schützen.
- Ich kann ein Eindringen auf mein Territorium nicht verhindern.
- Wenn dabei (massiver) Schaden angerichtet wird, kann ich nichts dagegen tun.

Diese Schemata führen dazu, dass die Person sich als Person (also ohne spezielle Strategien!) hilflos und ausgeliefert fühlt, wenn ihre Grenzen bedroht werden.

Es entwickeln sich aber auch Schemata im Hinblick auf Autonomie:

- Ich kann meine Autonomie nicht verteidigen.
- Ich kann mich nicht vor Kontrolle und Bevormundung schützen.

Durch die interaktionellen Erfahrungen bilden sich aber vor allem *Beziehungsschemata* aus, also Annahmen darüber, wie man von Interaktionspartnern im Hinblick auf Grenzen und Autonomie behandelt wird. Es sind Schemata wie:

- Andere respektieren meine Grenzen nicht.
- Andere überschreiten meine Grenzen.
- Andere dringen in mein Territorium ein.
- Andere richten auf meinem Territorium massive Schäden an.

Entsprechend bilden sich Schemata im Hinblick auf Autonomie:

- Andere respektieren meine Autonomie nicht.
- Andere schränken meine Freiheit ein.
- Andere versuchen, mich zu bevormunden und zu kontrollieren.

Bei der beschriebenen, durch Schema-Aktivierungen ausgelösten Angst sind Kompensationen besonders wichtig: Die Person muss Maßnahmen ergreifen, um Schemata und Ängste „in den Griff zu kriegen“. Und daraufhin bilden sich *kompensatorische Norm-Schemata* wie:

- Lass *keine* Grenzüberschreitung zu!
- Nicht einmal minimale, denn dabei bleibt es nicht!
- Wehre Dich, so gut Du kannst!
- Verhindere, dass jemand in Dein Territorium eindringt!
- Selbst, wenn Du ihn einlässt, kontrolliere ihn!
- Alle Interaktionen sind potentiell gefährlich!

Und es entwickeln sich Schemata wie:

- Lass Deine Freiheit nicht einschränken!
- Lass Dich nicht kontrollieren oder bevormunden!
- Lass Dir nicht vorschreiben, was Du zu tun hast!

Die gleichen Situationen, die die Selbst- und Beziehungsschemata aktivieren, aktivieren auch die Norm-Schemata und lösen ein entsprechendes Abwehr- und Verteidigungsverhalten aus.

Leider ist das aber noch nicht die ganze Story: Die Erfahrung, sich in der Biographie nicht offen wehren zu können, führt zu einem weiteren sehr wichtigen Schema:

- Wenn Du Dich offen wehrst, wird alles schlimmer!
- Also: Wehre Dich nicht offen!
- Gehe nicht in offene Konflikte!
- Wehre Dich indirekt, ohne dass es jemand durchschauen kann!

Nach den Ausführungen ist es naheliegend davon auszugehen, dass PAS *Regeln* setzen: Denn solche Erwartungen an andere waren, wenn andere sich daran halten würden, geeignete Grenzen zu schützen.

Und, wie nicht verwunderlich, beziehen sich die Regeln vor allem auf Grenzen und Autonomie, z. B.:

- Man hat meine Grenzen zu respektieren!
- Man darf meine Grenzen nicht überschreiten!
- Man darf ohne Erlaubnis nicht in mein Territorium!

10.6.1.3 Selbsttäuschungen

Personen mit PAS haben durch die Erfahrungen mit massiven Grenzüberschreitungen in ihrer Biographie auch immer wieder erlebt, dass sie für alles verantwortlich gemacht wurden: Sie tun ständig Dinge, die sie nicht tun sollen und alles, was gefunden oder aufgedeckt wird, wird gegen sie verwendet.

Daraus resultiert eine starke Motivation, keine Verantwortung mehr zu übernehmen. Denn wenn man keine Verantwortung hat, kann man auch nicht kritisiert, nicht abgewertet werden, muss man nichts gut machen und muss auch kein schlechtes Gewissen haben. Dadurch entwickeln die PAS Annahmen wie „ich kann für gar nichts was".

Im Alltag hat das sehr weitreichende Konsequenzen: Wenn z. B. etwas schiefgeht, denken sie erst gar nicht darüber nach, ob sie daran einen Anteil gehabt haben könnten. Sie denken sofort: „Das hat nichts mit mir zu tun! Ich habe nichts gemacht!" Und interaktionell weisen sie dann auch alle Verantwortung von sich.

Diese Strategie reicht jedoch meist auch nicht aus: Denn um wirklich „aus dem Schneider" zu sein, ist es hilfreich, dann noch jemand anderem die Verantwortung zuzuschieben! Also macht man eine andere Person verantwortlich, u. U. ohne dass man dafür irgendwelche Beweise hat.

Auch bei eigenem Scheitern geht man so vor: Hat man eine Prüfung schlechter gemacht als erwartet, dann waren es nicht eigene Mängel, die dazu geführt haben, es war „der dämliche Prüfer", der unangemessene Fragen gestellt hat.

Hat man bei der Arbeit Mist gebaut, dann liegt das nicht an eigenen Unzulänglichkeiten, sondern der Kollege hat einen falsch informiert, hat den Vorgang schlecht vorbereitet usw.

Und auch dann, wenn man einen Vorgang in voller Absicht sabotiert, hat man das ja „nicht mit Absicht getan". Der Freund hat einen abgelenkt, es ist „etwas dazwischen gekommen", der Hund hat sich die Pfote verstaucht usw.

Alle diese Aspekte sind natürlich Teile von Manipulationen: Man will IP gegenüber verhindern, dass man zur Rechenschaft gezogen werden kann.

Es sind aber auch Selbsttäuschungen: Man will nicht nur, dass der IP einem die Story glaubt, man glaubt sie auch selbst und das, obwohl die Fakten genau das Gegenteil sagen und man alles aus vorhergehenden Ereignissen besser wissen müsste. Aber auch hier ist die Angst, man könnte wieder zur Verantwortung gezogen werden, oft so groß, dass es gute Gründe für diese

Selbsttäuschung gibt. Allerdings ist wohl oft auch Bequemlichkeit im Spiel: Man hat oft keine Lust, sich mit IP auseinander zu setzen!

Solche Strategien wirken interaktionell hoch toxisch: Denn ein IP hat den Eindruck, „nie zu der Person durchzudringen", sich nie mit ihr auseinandersetzen zu können und sie auch nie dazu zu kriegen, Verantwortung für ihr eigenes Handeln zu übernehmen. Insbesondere weil die Person noch das Image aufmacht (die auch eine Selbsttäuschung ist), sie sei hoch kooperativ und man könne über alles mit ihr reden: Von dem Quatsch haben IP dann ziemlich schnell die Nase voll.

Die Personen schaden sich selbst aber noch auf eine andere Weise: Psychologisch ist es klar, dass man nur dann motiviert sein kann zu lernen, über sein Verhalten nachzudenken, es zu ändern usw., wenn man für sein Handeln, insbesondere für seine Fehler und die daraus resultierenden Konsequenzen, die Verantwortung übernimmt: Man muss annehmen, dass Fehler auf eigenes Verhalten, eigene Inkompetenzen, Mängel etc. zurückgehen, damit man erkennen kann, *dass man sich selbst ändern muss*, um Fehler zu vermeiden, sich weiterzuentwickeln, kompetenter zu werden usw. Attribuiert man Fehler immer auf andere, dann ist zwingend, dass *die* sich ändern müssen, man selbst aber völlig gleich bleiben kann.

Das heißt: Übernimmt man für sein Handeln und seine Fehler nicht die Verantwortung, dann schneidet man sich selbst von Feedback ab und nimmt sich jede Möglichkeit einer Weiterentwicklung. Man wird „Feedback-resistent" und „änderungsresistent".

Und genau dieses Risiko gehen Personen mit PAS ein: Wenn sie nicht aus Fehlern lernen, verbessern sie ihre Kompetenz nicht. Wenn sie auf persönliches Feedback nicht reagieren, dann ändern sie ihr Interaktionsverhalten nicht. Sie sitzen in einer selbstkonstruierten Falle.

10.7 Selbsttäuschung beim zwanghaften Persönlichkeitsstil

10.7.1 Charakteristika des zwanghaften Stils

10.7.1.1 Allgemeine Charakteristika

Eine Person mit zwanghaftem Persönlichkeitsstil (ZWA) ist dadurch charakterisiert, dass sie großen Wert auf Genauigkeit und Details legt: Alles, was sie tut, muss den Vorgaben möglichst genau entsprechen, alle Details müssen beachtet werden; die Person will keine Fehler machen und vor allem will sie durch eventuelle Fehler niemanden schädigen. Daher kontrolliert sie ihre eigene Arbeit (und auch die Arbeit anderer) genau, was manchmal sehr zeitaufwendig ist.

Die Person will sich in hohem Maße an Normen und Standards halten: Sie hält sich ganz genau an die Straßenverkehrsordnung, an Gesetze, an das, „was man tut".

Da sie insgesamt ihr Verhalten sehr stark kontrolliert, kann sie nur noch sehr wenig spontan sein und sie kann auch einen spontanen Ausdruck von Gefühlen kaum noch zulassen. Dadurch wirkt sie in Interaktionen oft hölzern und steif, sehr korrekt, wie „gebremster Schaum".

Eine Person mit einem leichten Stil weist diese Charakteristika nur in leichter Ausprägung auf. Sie ist „ein wenig akkurater und pingeliger" als der „Durchschnittsmensch"; eine Person mit sehr starkem Stil zeigt die Eigenarten jedoch in voller Ausprägung.

Personen mit ZWA haben oft in ihrer Biographie die Erfahrung gemacht, dass wichtige Bezugspersonen ebenfalls starre Regeln setzen und eine Nichtbefolgung hart, vor allem durch (massive) moralische Abwertung, bestrafen: Dadurch entsteht eine starke Angst, man könne Fehler machen und erzeuge damit existentiell bedrohliche Katastrophen. Um dies sicher zu vermeiden, versucht das Kind, sich so zu verhalten, dass es möglichst immer „auf der sicheren Seite ist".

Eine Person mit ZWA-Stil hat oft den Eindruck, andere Personen hätten sich im Prinzip genau so zu verhalten, wie sie selbst: Genauso genau zu sein, sich an Regeln zu halten, pünktlich und zuverlässig zu sein u. a. Ein solches Handeln kann dabei durchaus geeignet sein, Interaktionspartner zu „nerven".

Zu weiterführender Literatur siehe: Gallagher et al. (2003); Sachse und Kiszkenow-Bäker (2016); Sachse et al. (2015); Villemarette-Pittman et al. (2004).

10.7.1.2 Psychologische Komponenten

Ein solches Handeln der Eltern hat auch Konsequenzen für die Beziehungsmotive der Person. Es wird ersichtlich, dass vor allem zwei Beziehungsmotive frustriert werden:

- Das Motiv nach *Autonomie*: Denn die Durchsetzung von Normen bedeutet ja, ein Kind in höchstem Grade zu bevormunden, zu kontrollieren, einzuschränken, seine Entscheidungsfreiheit also komplett zu eliminieren.
- Das Motiv nach *Anerkennung*: Denn die Eltern, die eine Normerfüllung „für selbstverständlich" halten, loben das Kind kaum dafür, wenn es das Richtige tut; dagegen strafen sie massiv bei allen „Fehlern".

Damit erhält das Kind aber überwiegend negatives, aber kaum positives Feedback und das Anerkennungsmotiv wird so gut wie gar nicht befriedigt.

Daher ist das zentrale Beziehungsmotiv der ZWA *Autonomie*: Im Grunde haben die Klienten ein starkes Bedürfnis nach Selbstbestimmung, was sie sich jedoch wegen ihrer eigenen Normorientierung (s.u.) selbst sabotieren. Damit bleibt das Motiv aber immer sehr hoch in der Hierarchie.

Und: Wie andere Personen mit starkem Autonomie-Motiv sind die Personen mit ZWA-Stil hoch *reaktanz-empfindlich*: Sie reagieren stark abwehrend, wenn sie den Eindruck haben, jemand will sie bevormunden (z. B. wenn jemand ihnen Vorträge darüber hält, warum eine so hohe Normorientierung nicht sinnvoll ist!).

Die stark negativen Rückmeldungen, vor allem die moralischen Abwertungen (z. B.: „Du bist eine Schande für die Familie!", „Du ziehst alle und alles in den Dreck!", „Du schadest allen!"), führen zu (sehr) *negativen Selbstschemata* der Art:

- „Ich bin im Grunde unmoralisch."
- „Ich bin als Person nicht in Ordnung."
- „Ich kann Erwartungen anderer nicht erfüllen."
- „Ich kann es anderen nicht recht machen."

Und es bilden sich Schemata, die die Person als potentiell gefährlich definieren:

- Ich tue Dinge, die anderen schaden oder sie schädigen.
- Ich beeinträchtige andere.
- Ich mache anderen Ärger.
- Wenn ich nicht aufpasse, kann ich anderen ernsthaften Schaden zufügen.

Die biographischen Erfahrungen erzeugen auch charakteristische *Beziehungsschemata*, wie: In Beziehungen

- wird man immer bewertet und kritisch betrachtet,
- wird man abgewertet,
- wird man moralisch abgewertet,
- wird man als störend, schädlich, unangenehm bewertet,
- wird man ausgegrenzt, ausgestoßen, abgeschoben.

Aufgrund dieser Annahmen gehen die Personen mit ZWA-Stil davon aus, dass (neue) Beziehungen eher negativ verlaufen werden: Dass Interaktionspartner sie eher negativ wahrnehmen, sie ablehnen und nichts mit ihnen zu tun haben wollen.

Dadurch entsteht ein hohes Maß an *Misstrauen*: Man vertraut anderen nicht und selbst dann, wenn Interaktionspartner freundlich sind, denkt die Person eher, das sei Fassade und „nicht echt".

Die Selbst- und Beziehungsschemata sind *stark negativ*: Dies erfordert bereits eine massive Kompensation im System der Person.

Darüber hinaus führen diese Schemata aber zu starken Ängsten: Und auch diese müssen irgendwie kontrolliert werden.

Daraus ergibt sich die Notwendigkeit, *starke kompensatorische Normen zu entwickeln*. Und zwar vor allem Normen, die ermöglichen, dass eine Person sich selbst als „moralisch wertvoll" sieht und die verhindern, dass sie so von anderen bewertet wird.

Und daraus ergibt sich, dass eine Person hohe moralische Normen entwickelt und zwar solche, die für sie selbst extrem stark verbindlich und zwingend sind: Denn dadurch definiert sie Handlungsstandards, bei deren Einhaltung sie komplett „auf der sicheren Seite ist".

Dabei, und das ist wichtig zu sehen, *geht es nur sekundär um die jeweiligen Inhalte der Normen*: Es können religiöse Normen sein, gesetzliche Normen, allgemeinverbindliche Standards, was auch immer.

Natürlich sind die Inhalte der Normen nicht völlig beliebig: Die Inhalte müssen geeignet sein, die spezifischen Ängste zu kompensieren!

Das können jedoch oft sehr verschiedene Inhalte in ähnlicher Weise erreichen und dann ist im Grunde eine Entscheidung für die Inhalte beliebig: Allerdings wird die Person meist *die* Inhalte übernehmen, die ihr von relevanten Bezugspersonen vermittelt wurden (aber auch das ist im Grunde zufällig, denn es hätten auch andere sein können!).

Nicht die Inhalte der Normen sind entscheidend, sondern ihre Funktion: Und ihre Funktion besteht vor allem darin, die entstehenden Ängste (durch die Schema-Aktivierungen) unter Kontrolle zu bringen.

Denn nur wenn die Person den Eindruck hat, den *wahren* Normen zu folgen, kann sie auch glauben, dass dies die befürchteten Katastrophen (Abwertung, Ausgrenzung etc.) bannt!

Daher *muss* die Person selbst die Annahmen machen,

- dass die Normen im Grunde *ihre* Normen sind,
- dass die Normen die richtigen, wahren Normen sind und
- dass diese Normen absolut verbindlich sind.

Der letzte Punkt bedeutet, dass die Person natürlich nicht akzeptieren kann, dass die Normen in Frage gestellt werden: Denn würde sie es zulassen, dass sie oder andere die Normen, die ihr Schutz und Sicherheit geben, in Frage stellen, würde sie akzeptieren, dass jemand den Ast absägt, auf dem sie sitzt! Daher bekommen für eine Person mit ZWA-Stil die Normen, die eigentlich nur der Kompensation von Angst dienen, den Charakter von etwas „Heiligem", etwas, gegen das man nie verstoßen und dass man nie anzweifeln darf.

Wie wir gesehen haben dienen Regeln dazu, dass Interaktionspartner etwas für die Person tun (etwas, das ihr gefällt) oder dazu, etwas (das ihr nicht gefällt) nicht zu tun.

Bei Personen mit ZWA sind es vor allem Regeln der zweiten Art: *Der Sinn der Regeln ist hier vor allem darin zu sehen, dass Interaktionspartner nichts tun, was das Normsystem der Person in Frage stellt.*

Denn eine Person, die derartige Normen lebt, macht sehr schnell die Erfahrung, dass Interaktionspartner nicht danach leben: Sie selbst gestattet sich nicht, spontan zu sein, denn das erhöht (tatsächlich!) die Gefahr, gegen Normen zu verstoßen. Andere Personen können das aber durchaus und das bekommt die Person ständig mit.

Die Person hält sich minutiös an Vorschriften, auch wenn das mühsam ist; andere legen solche Vorschriften jedoch großzügig aus, was ihnen viele Freiheitsgrade verschafft.

Die Person verbietet sich selbst, etwas auf Kosten anderer zu tun oder zu erreichen („man darf nicht egoistisch sein"), während andere locker manipulieren und ihren Egoismus ausleben usw.

Die Person ist damit von Interaktionspartnern umgeben, die ständig gegen *die* Normen verstoßen, die für die Person verbindlich sind und die damit bestens leben.

Dies ist aber eine *massive Herausforderung für die Normen der Person*, es stellt die Normen massiv in Frage! Daher ist es notwendig, gegen diesen Effekt etwas zu unternehmen: Und dazu dienen die Regeln.

Normen und Regeln weisen aber noch eine andere Funktion auf: Die Person unterzieht sich höheren „moralischen Standards" als andere und das weiß sie auch. Sie setzt Regeln, die auch für andere solche Standards setzen und auch das sieht sie: Damit kann sie aber die Annahme machen, dass sie selbst viel moralischer ist, „moralisch wertvoller" und damit „herausragend".

Diese Annahme ist aus zwei Gründen im psychischen System günstig:

- Sie führt zu einer massiven Selbstaufwertung der ganzen Person: Man ist (viel) besser als andere (und erzeugt damit eine starke Kompensation) von Selbstzweifeln und von Frustrationen (die durch die starken Einschränkungen entstehen) und

- sie ist deshalb gut, weil man daraus ableiten kann, dass man selbst als einziger, moralischer Mensch im Grunde das Recht hat, allen weniger moralischen Menschen vorzuschreiben, was sie zu tun oder zu lassen haben!

Und darauf bezieht sich der zentrale Inhalt der Regeln: Anderen (in praktisch *allen* Lebensbereichen) vorzuschreiben, was sie zu tun oder zu lassen haben!

Dadurch sind die Regeln allgemein und *allgemeingültig* als „man-Regel" formuliert: „Man hat xy zu tun; man darf xy nicht tun" usw.

Eine Person mit ZWA-Stil formuliert deshalb Regeln wie:

- Man hat nicht egoistisch zu sein!
- Man hat sich an Verkehrsregeln zu halten.
- Man hat nicht bei Rot über eine Ampel zu gehen.
- Man hat andere nicht schlecht zu behandeln. Usw.

Als moralischer Mensch unter Unmoralischen hat die Person dann natürlich auch das legitime Recht, solche Regeln sozial durchzusetzen und den Regelverletzern zu sagen, „wo es lang geht" bzw. diese zu bestrafen. Bleibt die Person an einer roten Fußgängerampel stehen und ein anderer (z. B. ein Narzisst!) überquert die Straße trotzdem, dann ist sie berechtigt, den anzumachen: „Bei rot zu gehen ist eine Frechheit! Wenn Schulkinder das sehen! Sie bringen andere in Gefahr!"

Dabei ist der Person egal,

- dass nirgendwo Schulkinder zu sehen sind,
- dass jede Person das Recht hat, selbst zu entscheiden,
- auch darüber, welche Risiken sie selbst eingehen will,
- und dass das die Person im Grunde einen feuchten Kehricht angeht.

Die Person hat aber die Vorstellung,

- dass sie weiß, was „richtig" ist,
- dass sie im Grunde die Einzige ist, die es weiß,
- dass sie legitimiert ist, das allen mitzuteilen,
- dass sie deshalb allen Vorschriften machen darf,
- dass andere denen klar zu folgen haben.

10.7.2 Selbsttäuschung

10.7.2.1 Normen

Wie wir gesehen haben weisen Personen mit ZWA eine Vielzahl hoch verbindlicher und hoch rigider Normen auf. Sie glauben selbst, dass sie „an die Inhalte glauben", also die Normen haben, weil sie die Inhalte überzeugend, wahr, verbindlich finden.

Dies erweist sich jedoch schnell als eine Selbsttäuschung: Denn bei Normen geht es nicht um die Inhalte, sondern um die psychische Funktion, vor allem in Form eines starken Schutzes gegen Ängste: Die Person folgt einer Norm, weil das psychische Sicherheit verspricht, nicht, weil die Norm überzeugend ist. Der Inhalt der Norm ist tatsächlich nebensächlich und unter Umständen austauschbar.

Letztlich soll die Norm ja die Person davor schützen, etwas zu tun, das Katastrophen, vor allem moralische Abwertung zur Folge hat: Normen schützen daher nur dann in hohem Maße, wenn sie die Person von unangemessenem Handeln abhalten und möglichst schon von „Versuchungen".

Die Normen, die eine Person mit ZWA aufstellt, müssen aufgrund der massiven Ängste eine sehr *starke* Funktion zum Selbstschutz erfüllen, daher sind sie

- für die Person selbst *hoch verbindlich*: die Person muss sie auf alle Fälle erfüllen;
- *hoch rigide*: sie müssen genau so erfüllt werden, wie sie sind, „Aufweichungen" oder Abweichungen sind nicht zulässig.

Denn psychologisch gilt: Je rigider und restriktiver eine Norm ist, desto größer ist das Hindernis dafür, etwas „Verbotenes" zu tun, was hoch angstauslösende Konsequenzen nach sich ziehen könnte. Und umso besser ist der Schutz durch die Norm!

Eine Norm, die eine solche Funktion erfüllen soll, *muss unhinterfragbar sein*: Denn eine Norm, die man in Frage stellen kann, ist eine löchrige Mauer, durch die man jederzeit schlüpfen kann.

Daher kann die Person auch niemals annehmen, der Grund für Normen sei Angst: Denn gegen Angst kann man etwas tun, Angst ist kein inhaltlich überzeugendes Argument, Angst ist ein Zeichen von Schwäche usw. *Daher darf die Person niemals selbst glauben, der Grund für Normen sei Angst*: Sie muss vielmehr glauben, der Grund für die Normen seien *die Inhalte der Normen selbst*: *Nur die absolute Gültigkeit der Normen selbst kann Normen so legitimieren, dass sie schützend wirken können.* Angst kann das nicht.

Daher ist es erforderlich, dass eine Person Folgendes glaubt:

- Sie folgt Normen, weil es um die *Inhalte* der Normen geht.
- Weil die Inhalte (absolut) wahr, verbindlich, begründet, unhinterfragbar sind.
- Und weil man den Normen *deshalb* absolut folgen muss.
- Und dass die Inhalte damit nicht nur für sie, sondern für alle verbindlich sind.
- Und dass solche absolut gültigen Normen auch absolut erfüllt werden müssen: Genau so, wie sie formuliert sind, ohne jede Abweichung.
- Und dass solche Normen auch nie hinterfragt, aufgeweicht, modifiziert u. a. werden dürfen.

Das alles sind jedoch *Aspekte einer massiven Selbsttäuschung*: Denn es geht offenbar gar nicht um Inhalte, sondern nur um die psychische Funktion der Normen.

Und selbst dann, wenn es um Inhalte ginge, wären die Annahmen inkorrekt, denn

- keine Norm ist absolut, a priori wahr oder a priori gültig; Normen sind soziale Konventionen, die ausgehandelt werden (und damit auch jederzeit wieder „verhandelt" werden können);
- es gibt keine Annahme, die von allen Personen geteilt würde oder von allen akzeptiert werden müsste.

Eine Person mit ZWA ignoriert oder leugnet alle diese Einsichten, denn sie sind für die Person potentiell hoch gefährlich. Sie nimmt stattdessen von allen Aspekten das Gegenteil an: Es gibt a priori gültige, für alle verbindliche Normen und sie selbst darf sie verkünden.

Die Annahme, Normen seien „wahr, verbindlich, unhinterfragbar", hat eine sehr wesentliche psychische Stabilisierungsfunktion. Sie sind aber alle Selbsttäuschungen, denn die Inhalte sind alle nicht korrekt:

- Die Inhalte der Norm sind austauschbar: Es gibt keine a priori verbindlichen Normen, die für alle gelten und die alle für verbindlich halten.
- Absolute und rigide Normerfüllungen führen zu großen Problemen und Kosten.
- Normen werden ständig diskutiert, ändern sich ständig, werden neu definiert usw.

Alle Glaubensannahmen, die ein ZWA über Normen macht, sind unzutreffend. Daher handelt es sich nicht um ein realitätsorientiertes System: Es ist eine massive Selbsttäuschung.

Und natürlich ist es auch der Versuch, andere zu täuschen, also IP von der „Tatsache" zu überzeugen, dass sie die „wahren Normen-Verkünder" sind (wir bezeichnen das als „Moses-Spiel": „Ich bin der Verkünder der Wahrheit und alle sollten mir folgen!").

10.7.2.2 Regeln und ihre Legitimation

Personen mit ZWA setzen in sehr hohem Maße Regeln: Diese sind oft fordernder, einschränkender, rigider als die Regeln, die NAR setzen. Dies liegt zum Teil daran, dass NAR immer selbstbezogene Regeln setzen: *Sie* wollen nicht behindert werden, *sie* wollen gelobt werden usw.

Da sehr offensichtlich ist, dass die Regeln im Grunde egozentrisch oder sogar egoistisch sind, weisen NAR ein hohes Legitimationsproblem auf: Sie sind zwar subjektiv von ihrer Legitimation überzeugt, können das aber so gut wie gar nicht begründen.

Ein solches Problem haben die ZWA *scheinbar* nicht: Sie „vertreten" ja keine subjektiven, ich-bezogenen Regeln, sondern sie „verkünden" vielmehr allgemeingültige, zwingende Moralvorstellungen! (Wobei sie meist ihre Regeln aus ihren Normen ableiten: Die Regeln sind gewissermaßen die Anwendung der Norm auf andere.)

Zumindest ist es das, was sie selbst glauben wollen und von dem sie wollen, dass andere das auch glauben!

Analysiert man das Regelsetzer-System der ZWA psychologisch, dann wird jedoch sehr klar, dass die ZWA noch zwingendere *psychologische Gründe* für ihre Regeln haben als die NAR. Sie vertreten die Regeln tatsächlich gar nicht, weil sie die *Inhalte* vertreten, sondern sie brauchen die Regeln *zur Angstkontrolle und zur Selbst-Stabilisierung*: Denn Regeln dienen dazu, sie vor „Anfechtungen", „Versuchungen" u. a. zu schützen: Wenn alle das tun, was ich tue, dann werden meine Normen nie in Frage gestellt.

Darüber hinaus erzeugt ein Regelsetzer-Verhalten ein Gefühl von Kontrolle und auch von Macht, was ein wesentlicher Motivationsfaktor sein kann. Ein Regelsetzer-Verhalten *demonstriert* die moralische Überlegenheit massiv nach außen! Damit kann man bei Personen, die sich einschüchtern lassen, soziale Kontrolle gewinnen.

Und damit sind die Regeln der ZWA kein bisschen weniger egozentrisch oder egoistisch als die Regeln der NAR! Im Grunde genommen sind sie sogar deutlich egoistischer als die von NAR!

Aber: Sie sind besser getarnt: Ein ZWA kann sich gewissermaßen „hinter der Moral der Inhalte verstecken" und so tun, als brauche er selbst die Regeln gar nicht, sondern verkünde nur anerkannte Inhalte!

Tatsächlich haben die ZWA aber das gleiche Legitimationsproblem wie die NAR:

- Warum sollten sie das Recht haben, Inhalte zu definieren, an die sich andere halten müssen?
- Es gibt in einer Gesellschaft keine Vorstellungen, Regeln usw., die von allen akzeptiert werden, die nicht diskutierbar oder hinterfragbar sind. Es gibt nur Regeln mit hohem gesellschaftlichen *Konsens*: Aber, es ist nur ein Konsens, keine naturgegebene oder gottgegebene Vorschrift, an die sich alle halten. Und: Warum sollte dann eine Person legitimiert sein, solche allgemein verbindlichen Regeln definieren zu dürfen und was sollte alle anderen veranlassen, diesen Regeln zu folgen?
- Eine solche Forderung aufzustellen ist extrem anmaßend, grenzüberschreitend, einschränkend: Die Person greift durch diese Regeln in die Freiheit der Selbstbestimmung anderer extrem ein.
- Sozial gesehen ist ein solches Verhalten extrem unangemessen: Die Person schwingt sich als Bestimmer aller auf, ohne auch nur im Geringsten ein Mandat dafür zu haben.

Betrachtet man diese Aspekte, dann wird deutlich, *dass die ZWA ein noch sehr viel größeres Legitimationsproblem haben als die NAR*: Die NAR stehen zumindest zu ihrer Egozentrik, aber die ZWA versuchen, diese auch noch zu verschleiern!

Daraus folgt, dass die Legitimationsannahme der ZWA eine noch deutlich krassere Selbsttäuschung ist als bei den NAR!

Wie wir gesehen haben hat jedoch diese Annahme, die Regeln seien wahr, allgemeingültig und die Person habe das Recht, sie zu vertreten und durchzusetzen, im System der ZWA eine sehr wichtige Funktion: Daher ist die Selbsttäuschung extrem wichtig und die ZWA werden sie nicht ohne Weiteres aufgeben!

Das Gleiche gilt für die Legitimationsannahme, Personen, die sich nicht an die Regeln halten, bestrafen zu dürfen: Man darf sie abwerten, beschuldigen, moralisch abkanzeln, anzeigen etc.

Aus der Sicht von jemandem, der im Besitz von Wahrheit und Moral ist, mag das alles ganz legitim erscheinen und man kann sich das selbst dann relativ leicht vormachen. Aus externer Sicht ist jedoch auch diese Legitimationsannahme völlig unsinnig: Denn wer hat die Person als Kritiker, Regelsetzer etc. legitimiert? Offenbar niemand!

Wenden die ZWA ihre rigiden Regeln auf andere Personen an, dann ernten sie nach kurzer Zeit Reaktanz: Denn Interaktionspartner wollen sich nicht vorschreiben lassen, was sie denken oder wie sie handeln sollen. Ein starkes Regelsetzer-Handeln führt damit schnell zu (massiven) interaktionellen Problemen: Die Person wird von anderen als unangenehm wahrgenommen, als rechthaberisch, grenzüberschreitend, respektlos, arrogant u. ä.

Die daraus resultierenden interaktionellen Kosten sind beträchtlich.

Besonders massive interaktionelle Probleme und soziale Konflikte resultieren dann, wenn Personen mit ZWA auch über reale Macht verfügen und damit andere *zwingen* können, sich an ihre Regeln zu halten.

10.7.2.3 Selbstaufwertung

Mit dem starken moralischen Regelsetzen ist meist eine weitere Selbsttäuschung verbunden: Da die Person deutlich schärfere Moralvorstellungen hat, sich strenger an Regeln hält, die Befolgung von Vorschriften ernster nimmt u. a., kann sie selbst ein Bild von sich entwerfen, „moralischer", moralisch hochstehender u. ä. zu sein als alle anderen: Sie ist die Einzige, die Moral wirklich ernst nimmt, die Einzige, die sich an Verkehrsregeln wirklich hält, die Einzige, die Sicherheitsbestimmungen *wirklich* wörtlich umsetzt etc. Und damit ist sie natürlich besser, hochwertiger als alle anderen.

Damit schafft die Person sich aus den (an sich für sie stark kostenintensiven) Regeln ein massives Honigfass: Sie erzeugt eine extreme, schwer zu übertreffende Selbstaufwertung!

Und die ist wichtig, weil sie für manches entschädigt: Für soziale Konflikte, Ablehnung, Kritik, Spott, für den Verzicht auf Spaß, Entspannung, Abenteuer usw. usw.

Diese Selbstaufwertung ist damit im System der Person von extremer Bedeutung: Ein ZWA wird auf gar keinen Fall darauf verzichten wollen.

Man kann diese Selbstaufwertung aber auch noch eine Stufe weiter treiben, indem man annimmt:

- „Die Welt wäre besser dran, wenn alle so wären wie ich."
- „Ich bin der Fels in der Brandung von Egoismus, Sittenverfall und Unmoral."
- „Ich bin in der Firma der Einzige, der sich wirklich um Sicherheit kümmert."
- „Dadurch, dass ich andere Verkehrsteilnehmer anzeige, verbessere ich die Welt." u. a.

Damit kann man sich nicht nur als „hoch moralisch“ betrachten, sondern als „Superman“ und „Weltretter“.

Stellt man sich dann auch in sozialen Kontakten so dar, kann es sein, dass man ein paar „Follower“ gewinnt: Wahrscheinlicher aber ist es, dass man sich damit unbeliebt macht; insbesondere hoch autonome und erfolgreiche NAR reagieren meist auf ein solches Verhalten höchstgradig allergisch.

Literatur

APA. (2003). *Diagnostisches und Statistisches Manual Psychischer Störungen (DSM-IV-TR) Textrevision* (4. Aufl.). Göttingen: Hogrefe.

APA. (2013). *Diagnostic and statistical manual of mental disorders* (5. Aufl.). Arlington, VA: American Psychiatric Publishing.

Apt, C., & Hurlbert, D. F. (1994). The sexual attitudes, behavior, and relationships of women with histrionic personality disorder. *Journal of Sex & Marital Therapy, 20*(2), 125–133.

Baker, J. D., Capron, E. W., & Azorlosa, J. (1996). Family environment characteristics of persons with histrionic and dependent personality disorders. *Journal of Personality Disorders, 10*(1), 82–87.

Baumeister, R. F., Bushman, B. J., & Campbell, W. K. (2000). Self-esteem, narcissism, and aggression: Does violence result from low self-esteem or from threatened egotism? *Current Directions in Psychological Science, 9*, 26–29.

Benjamin, L. S. (1987). Use of the SASB dimensional model to develop treatment plans for personality disorders: Narcissism. *Journal of Personality Disorders, 1*, 43–70.

Benjamin, L. S. (1993). *Interpersonal diagnosis and treatment of DSM personality disorders*. New York: Guilford.

Benjamin, L. S. (1996). Ein interpersonaler Behandlungsansatz für Persönlichkeitsstörungen. In B. Schmitz, T. Fydrich, & K. Limbacher (Hrsg.), *Persönlichkeitsstörungen: Diagnostik und Psychotherapie* (S. 136–148). Weinheim: Beltz Psychologie Verlags Union.

Benjamin, L. S. (2003). *Interpersonal diagnosis and treatment of personality disorders* (3. Aufl.). New York: Guilford Press.

Bornstein, R. F. (1993). *The dependent personality*. New York: Guilford.

Bornstein, R. F. (1995a). Active dependency. *Journal of Nervous and Mental Disease, 183*, 64–77.

Bornstein, R. F. (1995b). Comorbidity of dependent personality disorder and other psychological disorders: An integrative review. *Journal of Personality Disorders, 9*(4), 286–303.

Bornstein, R. F. (1996). Sex differences in dependent personality disorder prevalence rates. *Clinical Psychology: Science and Practice, 3*(1), 1–12.

Bornstein, R. F. (1997). Dependent personality disorder in the DSM-IV and beyond. *Clinical Psychology: Science and Practice, 4*, 175–187.

Bornstein, R. F. (1998). Depathologizing dependency. *The Journal of Nervous and Mental Disease, 186*(2), 67–73.

Bornstein, R. F. (1999). Histrionic personality disorder, physical attractiveness, and social adjustment. *Journal of Psychopathology and Behavioral Assessment, 21*(1), 79–94.

Bornstein, R. F. (2006). The complex relationship between dependency and domestic violence. Converging psychological factors and social forces. *American Psychologist, 61*(6), 595–606.

Bornstein, R. F. (2007). Dependent personality disorder. In W. O'Donohue, K. A. Fowler, & S. O. Lilienfeld (Hrsg.), *Personality disorders* (S. 307–324). Thousand Oaks: Sage.

Bornstein, R. F., Bowers, K. S., & Bonner, S. (1996a). Relationships of objective and projective dependency scores to sex role orientation in college students. *Journal of Personality Assessment, 66*, 555–568.

Bornstein, R. F., Riggs, J. M., Hill, E. L., & Calabrese, C. (1996b). Activity, passivity, self-denigration and self-promotion: Toward an interactionist model of interpersonal dependency. *Journal of Personality, 64*, 637–673.

Brown, R., & Zeigler-Hill, V. (2004). Narcissism and the non-equivalence of self-esteem measures: A matter of dominance? *Journal of Research in Personality, 38*, 585–592.

Bushman, B., & Baumeister, R. (1998). Threatened egotism, narcissism, self-esteem, and direct and displaced aggression: Does self-love of self-hate lead to violence? *Journal of Personality and Social Psychology, 75*, 219–229.

Campbell, W. K., Foster, C. A., & Finkel, E. J. (2002). Does Self-Love Lead to Love for Others? A Story of Narcissistic Game Playing. *Journal of Personality and Social Psychology, 83*(2), 340–354.

Campbell, W. K., Goodie, A. S., & Foster, J. D. (2004). Narcissism, confidence, and risk attitude. *Journal of Behavioral Decision Making, 17*, 297–311.

Campbell, W. K., Reeder, G. D., Sedikides, C., & Elliott, A. J. (2000). Narcissism and comparative self-enhancement strategies. *Journal of Research in Personality, 34*, 320–347.

Caspi, A., Bem, D. J., & Elder, G. H. (1989). Continuities and consequences of interactional styles across the life course. *Journal of Personality, 57*, 375–406.

Chen, H., Cohen, P., Johnson, J. G., Kasen, S., Sneed, J., & Crawford, T. N. (2004). Adolescent personality disorders and conflict with romantic partners during the transition to adulthood. *Journal of Personality Disorders, 18*(6), 507–525.

Chen, Y. (2006). Rethinking dependent personality disorder: Reconstructing the meaning of dependence from cultural contexts. *Dissertation Abstracts International: Section B: The Sciences and Engineering, 66*(10-B), 5677.

Chen, Y., Nettles, M. E., & Chen, S.-W. (2009). Rethinking dependent personality disorder: Comparing different human relatedness in cultural contexts. *Journal of Nervous and Mental Disease, 197*(11), 793–800.

Colvin, C. R., Block, J., & Funder, D. C. (1995). Overly positive self-evaluations and personality: Negative implications for mental health. *Journal of Personality and Social Psychology, 68*, 1152–1162.

Emmons, R. A. (1984). Factor Analysis and Construct Validity of the Narcissistic Personality Inventory. *Journal of Personality Assessment, 48*(3), 291–300.

Falkai, P., & Wittchen, H.-U. (2015). *Diagnostisches und Statistisches Manual Psychischer Störungen DSM-5*. Göttingen: Hogrefe.

Farwell, L., & Wohlwend-Lloyd, R. (1998). Narcissistic Processes: Optimistic expectations, favorable self-evaluations, and self-enhancing attributions. *Journal of Personality, 66*, 65–83.

Fiedler, P. (1998). *Persönlichkeitsstörungen*. Psychologie Verlags Union: Weinheim.

Fiedler, P. (2006). Persönlichkeitsstörungen. In H. U. Wittchen & J. Hoyer (Hrsg.), *Klinische Psychologie und Psychotherapie* (S. 927–945). Heidelberg: Springer.

Fydrich, T., Schmitz, B., Dietrich, G., Heinicke, S., & König, J. (1996). Prävalenz und Komorbidität von Persönlichkeitsstörungen. In B. Schmitz, T. Fydrich, & K. Limbacher (Hrsg.), *Persönlichkeitsstörungen: Diagnostik und Psychotherapie* (S. 56–90). Weinheim: Beltz Psychologie Verlags Union.

Gabriel, M. T., Critelli, J. W., & Ee, J. S. (1994). Narcissistic illusions in self-evaluations of intelligence and attractiveness. *Journal of Personality, 62*, 143–155.

Gallagher, N. G., South, S. C., & Oltmanns, T. F. (2003). Attentional coping style obsessive-compulsive personality disorder: A test of the intolerance of uncertainty hypothesis. *Personality and Individual Differences, 34*(1), 41–57.

Goldberg, J. O., Segal, Z. V., Vella, D. D., & Shaw, B. F. (1989). Depressive personality: MCMI profiles of sociotropic and autonomous subtypes. *Journal of Personality Disorders, 3*, 193–198.

Graubner, B. (2005). *ICD-10-GM 2005, Systematisches Verzeichnis*. Köln: Deutscher Ärzte.

Harper, R. G. (2004). Schizoid personality. In R. Harper (Hrsg.), *Personality-guided therapy in behavioral medicine* (S. 47–64). Washington, DC, US: American Psychological Association.

Hentschel, A. (2013). *Die Validierung der Kernmerkmale von Persönlichkeitsstörung Selbstpathologie und interpersonale Pathologie des alternativen DSM-5 Modells anhand des General Assessment of Personality Disorder (GAPD)*. Dissertation, TU Dresden.

John, O. P., & Robins, R. W. (1994). Accuracy and bias in self-perception: Individual differences in self-enhacement and the role of narcissism. *Journal of Personality and Social Psychology, 66*, 206–219.

Katz, J. S. (2004). The schizoid personality disorder. In J. F. Masterson & A. R. Lieberman (Hrsg.), *A therapist`s guide to the personality disorders* (S. 91–109). Phoenix, AZ: Zeig, Tucker & Theisen.

Kernis, M. H., & Sun, C. (1994). Narcissism and reactions to interpersonal feedback. *Journal of Research in Personality, 28*, 4–13.

Kuhl, J., & Kazén, M. (1997). *Persönlichkeits-Stil- und Störungs-Inventar (PSSI)*. Göttingen: Hogrefe.

Langens, T. A. (2009). Das Motivkonzept: Ein Vergleich zwischen Klärungsorientierter Psychotherapie und allgemeiner Motivationspsychologie. In R. Sachse, J. Fasbender, J. Breil, & O. Püschel (Hrsg.), *Grundlagen und Konzepte Klärungsorientierter Psychotherapie* (S. 117–141). Göttingen: Hogrefe.

Lilienfeld, S. O., Van Valkenburg, C., Larntz, K., & Akiskal, H. S. (1986). The relationship of histrionic personality disorder to antisocial personality and somatization disorders. *American Journal of Psychiatry, 143*, 718–722.

Livesley, W. J. (2001). Conceptual and taxonomic issues. In W. J. Livesley (Hrsg.), *Handbook of personality disorders: Theory, research, and treatment* (S. 3–38). New York: Guilford.

Livesley, W. J., & Jackson, D. N. (1992). Guidelines for developing, evaluating, and revising the classification of personality disorders. *The Journal of Nervous and Mental Disease, 180*, 609–618.

Livesley, W. J., Jang, K. J., & Vernon, P. A. (1998). Phenotypic and genetic structure of traits delineating personality disorder. *Archives of General Psychiatry, 55*, 941–948.

Livesley, W. J., & Jang, K. L. (2005). Differentiating normal, abnormal, and disordered personality. *European Journal of Personality, 19*, 257–268.

Livesley, W. J., Schroeder, M. L., Jackson, D. N., & Jang, K. L. (1994). Categorical distinctions in the study of personality disorder: Implications for classification. *Journal of Abnormal Psychology, 103*, 6–17.

Loas, G., & Cormier, J. (2008). Dependent personality disorder and alexithymia. [French] Alexithymie et personnalité dépendante: Etude de la stabilité de l'association sur une période de trois mois dans un groupe de 184 sujets. *Annales Médico-Psychologiques, 166*(5), 361–365.

Main, M., Kaplan, N., & Cassidy, J. (1985). Security in infancy, childhood and adulthood. *Monographs of the Society for Research in Child Development, 50*, 66–104.

Markon, K. E., Krueger, R. F., & Watson, D. (2005). Delineating the structure of normal and abnormal personality: An integrative hierarchical approach. *Journal of Personality and Social Psychology, 88*(1), 139–157.

Martens, W. H. J. (2011). A schizoid man. *The European Journal of Psychiatry, 25*(2), 111–113.

McCann, J. T. (2009). Obsessive-compulsive and negativistic personality disorders. In P. Blaney & T. Millon (Hrsg.), *Oxford textbook of psychopathology* (S. 671–691). New York, NY: Oxford University Press.

Millon, T. (1993). Negativistic (passive-aggressive) personality disorder. *Journal of Personality Disorders, 7*(1), 78–85.

Millon, T. (1996). *Disorders of personality. DSM IV and beyond*. New York: Wiley.

Millon, T. (2011). *Disorders of personality*. New York: Wiley.

Millon, T., & Radanov, J. (1995). Passive-aggressive (negativistic) personality disorder. In W. J. Livesley (Hrsg.), *The DSM-IV personality disorders* (S. 312–325). New York: Guilford Press.

Mittal, V. A., Kalus, O., Bernstein, D. P., & Siever, L. J. (2007). Schizoid personality disorder. In W. O'Donohue, K. A. Fowler, & S. O. Lilienfeld (Hrsg.), *Personality disorders* (S. 63–80). Thousand Oaks: Sage.

Morf, C. C., & Rhodewalt, F. (2001). Unraveling the paradoxes of narcissism: A dynamic self-regulatory processing model. *Psychological Inquiry, 12*, 177–196.

Nirestean, A., Lukacs, E., Cimpan, D., & Taran, L. (2012). Complex case: Schizoid personality disorder – the peculiarities of their interpersonal relationships and existential roles. *Personality and Mental Health, 6*(1), 69–74.

Overholser, J. C. (1996). The dependent personality and interpersonal problems. *The Journal of Nervous and Mental Disease, 184*(1), 8–16.

Püschel, O., & Sachse, R. (2009). Eine motivationstheoretische Fundierung Klärungsorientierter Psychotherapie. In R. Sachse, J. Fasbender, J. Breil, & O. Püschel (Hrsg.), *Grundlagen und Konzepte Klärungsorientierter Psychotherapie* (S. 89–110). Göttingen: Hogrefe.

Raskin, R. N., & Novacek, J. (1991). Narcissism and the use of fantasy. *Journal of Clinical Psychology, 47*, 490–499.

Raskin, R. N., Novacek, J., & Hogan, R. (1991). Narcissistic self-esteem management. *Journal of Personality and Social Psychology, 60*(6), 911–918.

Rasmussen, P. R. (2005). The schizoid prototype. In P. R. Rasmussen (Hrsg.), *Personality-guided cognitive-behavioral therapy* (S. 73–87). Washington, DC: American Psychological Association.

Rhodewalt, F. (2005). Social motivation and object relations: Narcissism and interpersonal self-esteem regulation. In J. P. Forgas, K. D. Williams, & S. M. Lahm (Hrsg.), *Social motivation: Conscious and unconscious processes* (S. 332–350). Cambridge: Cambridge University Press.

Rhodewalt, F., & Eddings, S. K. (2002). Narcissus reflects: Memory distortion in response to ego-relevant feedback among high- and low-narcissistic men. *Journal of Research in Personality, 36*, 97–116.

Rhodewalt, F., Madrian, J. C., & Cheney, S. (1998). Narcissism, self-knowledge organization, and emotional reactivity: The effect of daily experiences on self-esteem and affect. *Personality and Social Psychology Bulletin, 24*(1), 75–87.

Rhodewalt, F., & Morf, C. C. (1995). Self and interpersonal correlates of the narcissistic personality inventory: A review and new findings. *Journal of Research in Personality, 29*, 1–23.

Sachse, R. (1997). Zielorientierte Gesprächspsychotherapie bei Klienten mit psychosomatischen Störungen. Therapiekonzepte und Ergebnisse. *Gesprächspsychotherapie und Personenzentrierte Beratung, 28*, 90–107.

Sachse, R. (1999). *Persönlichkeitsstörungen. Psychotherapie dysfunktionaler Interaktionsstile* (2. Aufl.). Göttingen: Hogrefe.

Sachse, R. (2001). *Psychologische Psychotherapie der Persönlichkeitsstörungen.* Göttingen: Hogrefe.
Sachse, R. (2002). *Histrionische und narzisstische Persönlichkeitsstörungen.* Göttingen: Hogrefe.
Sachse, R. (2004). *Persönlichkeitsstörungen. Leitfaden für eine Psychologische Psychotherapie.* Göttingen: Hogrefe.
Sachse, R. (2006a). *Therapeutische Beziehungsgestaltung.* Göttingen: Hogrefe.
Sachse, R. (2006b). *Persönlichkeitsstörungen verstehen – Zum Umgang mit schwierigen Klienten.* Bonn: Psychiatrie.
Sachse, R. (2007a). *Wie manipuliere ich meinen Partner – aber richtig.* Stuttgart: Klett-Cotta.
Sachse, R. (2007b). Therapie der narzisstischen und histrionischen Persönlichkeitsstörungen: Zwei Fallberichte. In S. Barnow (Hrsg.), *Persönlichkeitsstörungen: Ursachen und Behandlungen* (S. 404–410). Bern: Huber.
Sachse, R. (2008). Histrionische und narzisstische Persönlichkeitsstörung. In M. Hermer & B. Röhrle (Hrsg.), *Handbuch der therapeutischen Beziehung* (Bd. 2, S. 1105–1125). Tübingen: DGVT.
Sachse, R. (2009). Möglichkeiten und Grenzen der Motivierung von Klienten im Therapieprozess: In: M. Saimeh (Hrsg.), *Motivation und Widerstadt,* 116–133. Bonn: Prsychiatrie - Verlag.
Sachse, R. (2010). Der Umgang mit Menschen mit Persönlichkeitsstörungen. Kerbe: *Forum für Sozialpsychiatrie, 1,* 16–19.
Sachse, R. (2013). *Persönlichkeitsstörungen: Leitfaden für eine psychologische Psychotherapie* (2. Aufl.). Göttingen: Hogrefe.
Sachse, R. (2014a). Klärungsorientierte Verhaltenstherapie der dependenten Persönlichkeitsstörung. *Persönlichkeitsstörungen: Theorie und Therapie, 18*(2), 119–128.
Sachse, R. (2014b). Klärungsorientierte Verhaltenstherapie der schizoiden Persönlichkeitsstörung. *Psychotherapie im Dialog, 3,* 56–59.
Sachse, R. (2014c). Klärungsorientierte Verhaltenstherapie des Narzissmus. In S. Sulz & T. Bronisch (Hrsg.), *Verständnis und Psychotherapie der narzisstischen Persönlichkeitsstörung* (S. 43–51). München: CIP-Medien.
Sachse, R. (2016a). Persönlichkeitsstörungen. In T. Schnell (Hrsg.), *Praxisbuch: Moderne Psychotherapie* (S. 107–122). Berlin: Springer.
Sachse, R. (2016b). Die Vor- und Nachteile eines narzisstischen Persönlichkeitsstils: Ist es nur eine Belastung, ein Narzisst zu sein? In R. Sachse & M. Sachse (Hrsg.), *Klärungsprozesse in der Praxis II* (S. 124–143). Lengerich: Pabst.
Sachse, R. (2016c). Klärungsorientierte Verhaltenstherapie der histrionischen Persönlichkeitsstörung. *PTT-Persönlichkeitsstörungen: Theorie und Therapie Hysterie, 20*(3), 213–222.
Sachse, R. (2017). Beziehungsgestaltung in der Klärungsorientierten Verhaltenstherapie. In *Verhaltenstherapie und Verhaltensmedizin* (Bd. 38, S. 344–359). Göttingen: Hogrefe.
Sachse, R. (2018a). *Persönlichkeitsstörungen verstehen* (10. Aufl.). Köln: Psychiatrie.

Sachse, R. (2018b). *Histrioniker – Mit Dramatik, Manipulation und Egozentrik zum Erfolg* (2. Aufl.). Stuttgart: Klett-Cotta.

Sachse, R. (2019a). *Persönlichkeitsstörungen* (3. Aufl.). Göttingen: Hogrefe.

Sachse, R. (2019b). *Personality Disorders*. Göttingen: Hogrefe.

Sachse, R. (2019c). *Persönlichkeitsstile im Alltag*. Paderborn: Junfermann.

Sachse, R., Breil, J., Sachse, M., & Fasbender, J. (2013). *Klärungsorientierte Psychotherapie der dependenten Persönlichkeitsstörung*. Göttingen: Hogrefe.

Sachse, R., & Fasbender, J. (2010). Klärungsprozesse in der Psychotherapie. In W. Lutz (Hrsg.), *Lehrbuch Psychotherapie* (S. 377–392). Bern: Huber.

Sachse, R., Sachse, M., & Fasbender, J. (2011). *Klärungsorientierte Psychotherapie der narzisstischen Persönlichkeitsstörung*. Göttingen: Hogrefe.

Sachse, R., Fasbender, J., Breil, J., & Sachse, M. (2012). *Klärungsorientierte Psychotherapie der histrionischen Persönlichkeitsstörung*. Göttingen: Hogrefe.

Sachse, R., & Kiszkenow-Bäker, S. (2016). Zwanghafte Persönlichkeitsstörung. In T. Schnell (Hrsg.), *Praxisbuch: Moderne Psychotherapie* (S. 123–137). Berlin: Springer.

Sachse, R., Kiszkenow-Bäker, S., & Schirm, S. (2015). *Klärungsorientierte Psychotherapie der zwanghaften Persönlichkeitsstörung*. Göttingen: Hogrefe.

Sachse, R., & Sachse, M. (2016). Zur Klärungsorientierten Psychotherapie der dependenten Persönlichkeitsstörung. In R. Sachse & M. Sachse (Hrsg.), *Klärungsprozesse in der Praxis II* (S. 241–251). Lengerich: Pabst.

Sachse, R., & Sachse, M. (2017). *Klärungsorientierte Psychotherapie der schizoiden, passiv-aggressiven und paranoiden Persönlichkeitsstörung*. Göttingen: Hogrefe.

Sachse, R., & Wahlburg, M. (2017a). *Umgang mit narzisstisch geprägten Klienten: Professionelles Fallverständnis und motivierende Therapie unter strafrechtlichen Bedingungen*. Bonn: Psychiatrie.

Sachse, R., & Wahlburg, M. (2017b). Fallverständnis und klärungsorientiertes Vorgehen bei Klienten mit narzisstischen Störungen im forensischen Setting. In N. Saimeh (Hrsg.), *Therapie und Sicherheit im Maßregelvollzug* (S. 245–256). Berlin: Medizinisch Wissenschaftliche Verlagsgesellschaft.

Sinha, B. K., & Watson, D. C. (2006). Hostility and personality disorder. *Imagination, Cognition and Personality, 25*(1), 45–57.

Slavney, P. R. (1978). The diagnosis of hysterical personality disorder: A study of attitudes. *Comprehensive Psychiatry, 19*, 501–507.

Slavney, P. R., Breitner, J. C. S., & Rabins, P. V. (1977). Variability of mood and hysterical traits in normal women. *Journal of Psychiatric Research, 13*, 155–160.

Slavney, P. R., & Rich, G. (1980). Variability of mood and the diagnosis of hysterical personality disorder. *British Journal of Psychiatry, 136*, 402–404.

Sroufe, L. A., Fox, N. E., & Pancake, V. R. (1983). Attachment and dependency in developmental perspective. *Child Development, 54*, 1615–1627.

Thylstrup, B., & Hesse, M. (2009). „I am not Complaining" – Ambivalence construct in schizoid personality disorder. *American Journal of Psychotherapy, 63*(2), 147–167.

Vereycken, J., Vertommen, H., & Corveleyn, J. (2002). Authority conflicts and personality disorders. *Journal of Personality Disorders, 16*(1), 41–51.

Villemarette-Pittman, N. R., Houston, R. J., & Mathias, C. W. (2004). Obsessive-compulsive personality disorder and behavioral disinhibition. *The Journal of Psychology, 138*(1), 5–22.

Wallace, H. M., & Baumeister, R. F. (2002). The performance of narcissists rises and falls with perceived opportunity for glory. *Journal of Personality and Social Psychology, 82*(5), 819–834.

Watson, P. J., Biderman, M. D., & Boyd, C. (1989). Androgeny as synthetic narcissism: Sex role measures and Kohut`s psychology of the self. *Sex Roles, 21*, 175–207.

Wetzler, S., & Morey, L. C. (1999). Passive-aggressive personality disorder: The demise of a syndrome. *Psychiatry: Interpersonal and Biological Processes, 62*(1), 49–59.

Yan, C., Liu, W. H., Cao, Y., & Chan, R. C. K. (2011). Self-reported pleasure experience and motivation in individuals with schizotypal personality disorders proneness. *East Asian Archives of Psychiatry, 21*(3), 115–122.

Yanes, P. K., Tiffany, S. T., & Roberts, J. E. (2010). Cognitive therapy for co-occurring depression and behaviors associated with passive-aggressive personality disorder. *Clinical Case Studies, 9*(5), 369–382.

Zeigler-Hill, V., Myers, E. M., & Clark, C. B. (2010). Narcissism and self-esteem reactivity: The role of negative achievement events. *Journal of Research in Personality, 44*, 285–292.

Zuroff, D. C., & DeLorimier, S. (1989). Ideal and actual romantic partners of women varying in dependency and self-criticism. *Journal of Personality, 57*, 825–846.

11

Selbsttäuschungen bei Personen mit psychosomatischen Störungen

Auch Personen mit sogenannten „psychosomatischen Störungen" weisen charakteristische Arten von Selbsttäuschungen auf, die hier dargestellt werden.

11.1 Was sind psychosomatische Störungen?

In der psychologischen und medizinischen Literatur gibt es keine einheitliche Konzeption darüber, was genau „psychosomatische Störungen" sind. Klar ist aber, dass bei diesen Störungen

- eine Wechselwirkung besteht zwischen psychologischen Variablen einerseits und körperlich-physiologischen Variablen andererseits,
- dass damit psychologische Prozesse Einfluss haben auf körperliche Prozesse, manchmal im Sinne einer positiven Beeinflussung, manchmal aber auch im Sinne einer schädigenden Beeinflussung,
- dass solche psychologischen Prozesse physiologische Funktionen beeinflussen können (z. B. zu Bluthochdruck führen), aber auch (langfristig) zu anatomischen Veränderungen führen (z. B. Arteriosklerose),
- dass aber physiologische Faktoren umgekehrt einen Einfluss auf psychologische Prozesse ausüben (z. B. durch Hormone).

Welche psychologischen Prozesse hier von Bedeutung sind, wird stark unterschiedlich konzipiert (vgl. Beutel und de Greck 2017; Ehlert und La Marca

R. Sachse, *Psychologie der Selbsttäuschung*, Psychotherapie: Praxis, https://doi.org/10.1007/978-3-662-61268-2_11

2017; Hartmann 2017; Hoyer et al. 2017; Köhle 2017; Köhler 1995; Kruse und Peters 2017).

Hier soll von einem Ansatz ausgegangen werden, bei dem eine sogenannte „psychosomatische Verarbeitungsstruktur" postuliert wird, also eine bestimmte Konstellation psychologischer Variablen, die gemeinsam bestimmte körperliche Erkrankungen auslösen, fördern und aufrecht erhalten können.

Zu weiterführender Literatur siehe Sachse (1997, 1998, 2006, 2007, 2018a, b).

Diese Faktoren sind z. B. bei der Entwicklung bestimmter psychosomatischer Erkrankungen wie Morbus Crohn, Colitis Ulcerosa, Neurodermitis u. a. von Bedeutung.

Die definierten Variablen der psychosomatischen Verarbeitungsstruktur sind:

1. *Hohe Erwartungsorientierung*: Die Person orientiert sich stark daran, was (wichtige) Interaktionspartner aktuell von ihr erwarten bzw. sie orientiert sich daran, was sie *denkt*, was Interaktionspartner aktuell von ihr erwarten; sie versucht in hohem Maße, diese Erwartungen zu erfüllen.
2. *Hohe Konfliktvermeidung*: Die Person vermeidet in hohem Maße Konflikte mit Interaktionspartnern: Konflikte werden als unangenehm und bedrohlich erlebt und die Person versucht schon im Vorfeld, Konflikten aus dem Weg zu gehen.
3. *Schlechte Abgrenzung*: Die Person kann sich schlecht abgrenzen, kann schlecht „nein" sagen, kann Bitten oder Ansprüche von anderen schlecht abblocken; sie kann schlecht offen äußern, wenn sie etwas nicht möchte oder wenn sie anderer Ansicht ist als ein Interaktionspartner.
4. *Niedrige Autonomie*: Die Person zeigt nur ein geringes Streben nach Autonomie, d. h. sie ist nicht stark geneigt, Lebensbereiche selbst bestimmen zu wollen; sie reagiert damit auf Fremdbestimmungen auch nicht aversiv oder reaktant.
5. *Alienation*: Eine Entfremdung vom eigenen Motivsystem, d. h. es besteht ein Problem darin zu wissen, was man möchte und nicht möchte; man verfügt über keine angemessene Repräsentation und kann auch aktuell bestehende Präferenzen nicht feststellen.
6. *Ignorierung eigener Belastungsgrenzen*: Die Person nimmt Erschöpfung, Ermüdung, Überdruss, Unzufriedenheit nicht gut oder gar nicht wahr oder, wenn sie sie wahrnimmt, dann ignoriert sie sie. Daher erkennt die Person nicht (rechtzeitig), dass sie hohem Stress ausgesetzt ist, aktuell überlastet ist, krank ist, erschöpft ist und dass es nötig wäre, eine Auszeit zu nehmen oder eine Pause zu machen.

11.2 Selbsttäuschung

Bei dieser Struktur sind Selbsttäuschungen besonders augenfällig bei der Komponente 6 (Ignorierung von Belastungsgrenzen): Hier geht es darum, dass eine Person systematisch ignoriert, dass sie z. B.

- müde und erschöpft ist,
- krank oder „angeschlagen" ist,
- urlaubsreif ist,
- ausgelaugt oder „ausgebrannt" ist,
- sich gestresst fühlt usw.

Dazu verwendet sie eine ganze Anzahl von kognitiven Vorgehensweisen. Sie redet sich z. B. ein,

- sie sei endlos leistungsfähig,
- sie sei zäh und könne alles durchstehen,
- ihr Körper sei wie eine gut geölte Maschine, die endlos weitermachen könne,
- auftretende Symptome wie Erschöpfung, Schmerzen, Fieber usw. seien nur vorübergehende Erscheinungen, die man ignorieren kann, weil sie sowieso von selbst wieder verschwinden.

Die Person hat aber auch bestimmte Einstellungen, die eine Selbsttäuschung fördern, z. B.:

- Ich kann von meinem Körper erwarten, dass er funktioniert.
- Ich kann mich nicht einfach von Erschöpfung „unterkriegen" lassen.
- Ich bin stärker als jede Krankheit.
- Wer jedem Symptom nachgibt, ist ein Weichei.
- Man muss seine Aufgaben erfüllen, koste es, was es wolle.

Personen, die solche Einstellungen und Selbsttäuschungen realisieren, treffen oft Entscheidungen, die ihren Körper überlasten oder sogar systematisch schädigen, z. B.:

- Sie haben eine Erkältung, reden sich jedoch ein, alles sei harmlos, sie könnten schon damit fertig werden und es sei Unsinn, vor jeder Kleinigkeit zu kapitulieren: Also gehen sie zur Arbeit, wodurch sie die Erkältung verschleppen, bis aus einer tatsächlich eher harmlosen Erkältung eine gefährliche Lungenentzündung wird.

- Sie fallen unglücklich auf das Handgelenk und denken, dass könne höchstens eine Verstauchung sein: Sie können ja alles bewegen, wenn auch nur unter Schmerzen. Die aber „kann man aushalten", man kann sich ja nicht durch etwas so Triviales ausbremsen lassen. Also geht die Person nicht zum Arzt, macht einfach weiter. Irgendwann schafft sie es auch nicht mehr, ihrer Ideologie zu folgen „ich brauche keine Schmerztabletten, weil ich so zäh bin" und muss Medikamente nehmen. Sie glaubt aber immer noch, dass sie es durchhalten kann, dass alles von selbst gut geht und dass sie nichts tun muss. Aber irgendwann wird der Schmerz so stark, sie geht zum Arzt und stellt fest, dass sie sich das Gelenk angebrochen hat und dass es nun schwieriger geworden ist, das alles wieder zu richten.
- Eine Person mit beginnender Colitis nimmt zwar wahr, dass sie Durchfallattacken hat und dass das alles sehr unangenehm ist. Aber sie hält es für eine vorübergehende „Darm-Krise" und ignoriert die Symptome weitgehend. Das kann sie eine ganze Zeit recht konsequent durchhalten. Dann aber wird es so schlimm, dass sie doch einen Arzt aufsucht. Da sie sich aber selbst einredet, eigentlich sei ja alles in Ordnung, stellt sie die Symptome sehr verharmlosend dar; der Arzt nimmt daraufhin das Problem ebenfalls nicht ernst, verschreibt ein harmloses Mittel und unternimmt nichts weiter. So schleppt sich die Entwicklung über ein halbes bis ein Jahr hin, bis die Person endlich einen Spezialisten aufsucht, der dann schon eine ausgeprägte Colitis diagnostiziert.
- Besonders fatal sind solche Selbsttäuschungstendenzen bei einer Krankheit wie Krebs: Wie gut und effektiv Krebs behandelbar ist, hängt ganz wesentlich davon ab, dass er möglichst frühzeitig erkannt wird. Wenn ein Krebs anfängt, deutliche Symptome zu produzieren, ist er meist schon recht weit fortgeschritten: Also ist im Grunde ein sofortiges Handeln erforderlich. Nun kann es aber sein, dass die Person auch hier die Selbsttäuschungen realisiert: Man muss nichts tun, weil alles schon nicht so schlimm ist, es von selbst weg geht, man schon damit fertig wird usw. Werden die Symptome heftiger, können auch die Selbsttäuschungen heftiger werden: Werden die Schmerzen schlimmer, denkt die Person z. B.: „Ich muss mehr Tabletten nehmen, dann wird es besser. Es ist nur eine harmlose Störung. Ich sollte mich etwas schonen, dann geht es schon wieder." (Was sie aber meist gar nicht tut und was auch nicht mehr reichen würde.) Erst wenn es sehr (zu) spät ist, trifft die Person die Entscheidung für eine ausführliche Diagnostik. Der Grund für die Selbsttäuschung ist natürlich klar: Die Person hat Angst vor der Diagnose und vermeidet daher, sich mit dem Problem zu befassen oder sich einem „Diagnose-Risiko" auszusetzen. Das weiß sie selbst natürlich, also braucht sie kognitive Strategien, das Ganze vor sich zu rechtfertigen. Aber in solchen Fällen wird eine Selbsttäuschung extrem dysfunktional.

Aber auch nach der Diagnose-Stellung gibt es noch massive Selbsttäuschungen: Nach einer Kehlkopf-OP, nach der klar ist, dass Rauchen den Krebs verursacht hat, rauchen manche Patienten weiter. Dazu brauchen sie Selbsttäuschungsstrategien wie:

- Der Krebs ist ja nun besiegt.
- Vielleicht lag es ja doch gar nicht am Rauchen.
- Ich bin ja nun unter ärztlicher Aufsicht.

Oder gar:

- Jetzt ist sowieso alles egal.

Massive und falsche Selbsttäuschungen gibt es auch bei einer Erkrankung, die ebenfalls als psychosomatisch gilt: dem Herzinfarkt.

Personen, die an einer koronaren Herzerkrankung leiden, neigen stark dazu, Symptome wie Kurzatmigkeit, Schmerzen in der Brust, Schmerzen im Arm usw. entweder zu ignorieren oder nicht ernst zu nehmen. Und wiederum sind es die beliebten Strategien, mit denen dies ermöglicht wird:

- Es ist alles ja nicht so schlimm.
- Das geht von selbst wieder weg.
- Das ist nur eine vorübergehende Unpässlichkeit.

Oder:

- Ich lasse mich doch nicht von so einem Blödsinn unterkriegen.
- Ich kann keine Herzkrankheit haben! Usw.

Richtig krass erscheinen diese Manöver bei Personen, die schon eine eindeutige Diagnose einer koronaren Herzerkrankung erhalten haben und die *wissen*, dass ein Herzinfarkt droht: Diese sollen eigentlich sensibilisiert sein und schon bei leichten Symptomen sofort ärztliche Hilfe in Anspruch nehmen. In vielen Fällen tun sie das aber nicht:

- Sie wissen, was die typischen Schmerzen im Arm bedeuten können, ignorieren sie aber trotzdem mit Kognitionen wie: „Wird schon alles nicht so schlimm", „geht von selbst wieder weg" oder „ich rege mich besser nicht auf, denn das würde alles verschlimmern" (eine besonders ausgefuchste Strategie!).

- Sie wissen auch, welche Zeichen auf einen akuten Herzinfarkt hindeuten und schaffen es tatsächlich, sogar solche Alarmsignale zu ignorieren. Sie denken: „Nur mal ganz ruhig liegen, wird schon gleich besser. Etwas Bewegung kann ja für das Herz nur gut sein. Ich will ja keinen falschen Alarm auslösen." u. a.

Durch solche Strategien schaffen sie es oft auch, in einer akut lebensbedrohlichen Situation sich wenig zu ängstigen. Das ist zwar während des Infarkts eher gut, aber es schreckt die Personen nicht auf: Denn eigentlich *sollten* sie Angst haben, sie sollten vorsichtig sein und sollten dringend mit ihren Selbsttäuschungen aufhören!

Die krasseste Form von Selbsttäuschung, die Personen mit Herzinfarkt realisieren, ist eine massive Art des Kosten-schön-Rechnens. Sie denken: „Herzinfarkt ist ja ein schneller und angenehmer Tod, 2–3 Minuten Probleme und dann ist alles vorbei. Im Vergleich zu Krebs ist das erstrebenswert."

Literatur

Beutel, M. E., & de Greck, M. (2017). Neurobiologie. In K. Köhle, W. Herzog, P. Joraschky, J. Kruse, W. Langewitz, & W. Söllner (Hrsg.), *Psychosomatische Medizin* (S. 43–56). München: Elsevier.

Ehlert, U., & La Marca, R. (2017). Interaktion zwischen Umwelt, psychischen Merkmalen und physiologischer Regulation. In K. Köhle, W. Herzog, P. Joraschky, J. Kruse, W. Langewitz, & W. Söllner (Hrsg.), *Psychosomatische Medizin* (S. 77–88). München: Elsevier.

Hartmann, H.-P. (2017). Psychoanalyse und Psychosomatik. In K. Köhle, W. Herzog, P. Joraschky, J. Kruse, W. Langewitz, & W. Söllner (Hrsg.), *Psychosomatische Medizin* (S. 97–106). München: Elsevier.

Hoyer, J., Uhmann, S., & Köllner, V. (2017). Lernpsychologische Grundlagen. In K. Köhle, W. Herzog, P. Joraschky, J. Kruse, W. Langewitz, & W. Söllner (Hrsg.), *Psychosomatische Medizin* (S. 107–122). München: Elsevier.

Köhle, K. (2017). Psychologische Grundlagen der Anpassung und ihre Entwicklung – Einführung. In K. Köhle, W. Herzog, P. Joraschky, J. Kruse, W. Langewitz, & W. Söllner (Hrsg.), *Psychosomatische Medizin* (S. 91–96). München: Elsevier.

Köhler, T. (1995). *Psychosomatische Krankheiten*. Stuttgart: Kohlhammer.

Kruse, J., & Peters, E. M. J. (2017). Biologische Grundlagen der Anpassung und ihre Entwicklung: eine Einführung. In K. Köhle, W. Herzog, P. Joraschky, J. Kruse, W. Langewitz, & W. Söllner (Hrsg.), *Psychosomatische Medizin* (S. 25–28). München: Elsevier.

Sachse, R. (1997). Zielorientierte Gesprächspsychotherapie bei Klienten mit psychosomatischen Störungen. Therapiekonzepte und Ergebnisse. *Gesprächspsychotherapie und Personenzentrierte Beratung, 28*, 90–107.

Sachse, R. (1998). Goal-oriented client-centered psychotherapy of psychosomatic disorders. In L. Greenberg, J. Watson, & G. Lietaer (Hrsg.), *Handbook of experiential psychotherapy* (S. 295–327). New York: Guilford.

Sachse, R. (2006). *Psychologische Psychotherapie bei chronisch entzündlichen Darmerkrankungen*. Göttingen: Hogrefe.

Sachse, R. (2007). Klärungsorientierte Psychotherapie bei chronisch entzündlichen Darmerkrankungen. In J. Kriz & T. Slunecko (Hrsg.), *Gesprächspsychotherapie* (S. 286–294). Wien: Facultas UTB.

Sachse, R. (2018a). Chronisch entzündliche Darmerkrankungen. In C. W. Kohlmann, C. Salewski, & M. A. Wirtz (Hrsg.), *Psychologie in der Gesundheitsförderung* (S. 639). Göttingen: Hogrefe.

Sachse, R. (2018b). *Klärungsorientierte Psychotherapie psychosomatischer Störungen*. Göttingen: Hogrefe.

12

Alkoholismus

Personen, die eine Alkohol-Abhängigkeit entwickelt haben, zeigen oft besonders ausgeprägte Selbsttäuschungen: Die wichtigsten werden im Folgenden dargestellt.

12.1 Einleitung

Alkoholismus ist eine schwere Erkrankung, die, wenn die Person nicht rechtzeitig etwas dagegen unternimmt, zu massiven körperlichen Schäden, insbesondere des Gehirns führt, die massive kognitive Beeinträchtigungen nach sich zieht, auch einen Verlust von Selbstkontrollfähigkeiten. Alkoholismus kann zu sozialen Problemen führen wie Verlust von Partnern, Freunden, Verlust des Arbeitsplatzes, sozialem Abstieg etc. (vgl. Arend 1994; Becker und Quinten 2003; Lindenmeyer 1999; Marlatt und Gordon 1985; Morgenstern et al. 1997; Rist et al. 1989; Sachse et al. 2002; Schwoon 2001; Schlebusch und Kiskenow 2011; Schlebusch et al. 2006; Stengel 1998; Uekermann et al. 2005; Verheul 2001; Volkow et al. 2003; Westerholt 1993).

Daher sollte eine Person schon früh lernen, gut mit Alkohol umzugehen und vor allem, wenn sie bereits ein Alkoholproblem entwickelt hat, den Konsum sehr konsequent einzuschränken bzw. ganz auf Alkohol verzichten.

R. Sachse, *Psychologie der Selbsttäuschung*, Psychotherapie: Praxis,
https://doi.org/10.1007/978-3-662-61268-2_12

12.2 Selbsttäuschung

Es ist jedoch nach allgemeinen gesellschaftlichen Standards „ehrenrührig“, ein Problem mit Alkohol zu entwickeln:

- Wer Alkoholiker wird, erscheint willensschwach, unkontrolliert, ohne Selbstdisziplin.
- Er outet sich als Außenseiter, als jemand, der „nicht richtig funktioniert“, als Versager und Looser.

Vor solchen Selbst- und Fremdabwertungen kann eine Person, die sich selbst in Verdacht hat, ein Alkoholproblem zu haben, massiv Angst haben.

Darüber hinaus kann sie aber auch große Angst haben davor,

- immer weiter abzurutschen,
- die Kontrolle vollständig zu verlieren,
- einen sozialen Abstieg zu beginnen,
- massive Probleme in Beziehungen, am Arbeitsplatz etc. zu erzeugen,
- massive gesundheitliche Selbstschädigungen zu produzieren.

Alle diese Ängste sind sehr gute Gründe für eine *massive Selbsttäuschung*: Die Person versucht, sich all diesen Erkenntnissen und Befürchtungen nicht zu stellen!

Daher ist die massivste Selbsttäuschung die, trotz vieler eindeutiger Beweise (z. B. mit 2,0 Promille Auto fahren etc.) darauf zu beharren, man habe kein Alkoholproblem:

- Man habe Alkohol völlig „im Griff“.
- Man trinke nicht mehr als andere.
- Alkohol habe gar keine schädlichen Auswirkungen auf die Person.
- Ergo sei man auch kein Alkoholiker.

Verbunden ist dies oft auch mit einer sozialen Warnung: Andere sollten bitte nicht auf die Idee kommen, man sei Alkoholiker, denn das würden sie ansonsten bereuen!

Besonders hartnäckig ist eine Selbsttäuschung in Richtung auf *Kontrolle*:

- Ich habe meinen Konsum völlig im Griff.
- Ich kann jederzeit ganz mit dem Trinken aufhören (wenn ich will).

- Ich kann immer, wenn ich etwas trinke, mit dem Trinken aufhören.
- Ich habe lange Phasen, in denen ich gar nichts trinke usw.

Oder:

- Ich vertrage viel mehr als andere, daher kann ich auch mehr trinken.

Alle diese Selbsttäuschungen retten das Selbstkonzept. Sie machen den Glauben auf,

- man habe immer völlig Kontrolle, man sei also stark und diszipliniert,
- man könne jederzeit aufhören, man sei also nicht süchtig, nicht einer Droge unterworfen,
- man achte stark auf den Konsum, man sei also hoch verantwortungsbewusst,
- man könne nie in die Sucht abrutschen, man sei also kein Versager, sondern ein Gewinner.

Damit wird deutlich, *wie stark eine Selbsttäuschung erforderlich ist und wie wirksam eine solche sein kann!* Daher muss man annehmen,

- dass die Selbsttäuschungen sehr krass ausfallen können,
- dass Inhalte geglaubt werden, die sehr stark von Fakten abweichen,
- dass sehr heftig an diesen Glaubensinhalten festgehalten wird
- und dass sich diese durch äußere Interventionen nur schwer erschüttern lassen werden.

Selbst dann, wenn es der Person gelingt, in einem entsprechenden Therapieprogramm ihre Sucht zu meistern, besteht durch typische Selbsttäuschungsstrategien ein erhöhtes Rückfallrisiko. Die Person hat immer wieder das Verlangen, Alkohol zu trinken und muss daher Selbstkontrolle realisieren: Und das System wird versuchen, diese Selbstkontrolle immer wieder auszutricksen. So kann die Person z. B. durch die Stadt gehen und an einer Kneipe vorbeigehen und hat Lust, hineinzugehen, weiß aber, dass sie das nicht sollte, also beginnt eine Serie von Selbsttäuschungen:

- Ich gehe ja nur mit rein, um Leute zu treffen und werde auch ganz bestimmt nichts trinken – sie geht hinein.
- Ich schnuppere nur mal am Glas anderer, nur um mal Bier zu riechen – sie schnuppert.

- Ich trinke nur mal einen Schluck aus dem Glas eines anderen, danach ist sofort Schluss – sie trinkt einen Schluck.
- Ich bestelle mir ein Bier, trinke aber nur einen Schluck – bestellt sich ein Bier.
- Ich trinke nur ein Bier, danach höre ich aber sofort wieder auf – trinkt ein Bier.
- Ich trinke nur diesen Abend, danach ist mit Sicherheit wieder Schluss – trinkt mehrere Biere *usw.*

Diese Art der Selbsttäuschung wird auch als „erlaubniserteilende Kognitionen" bezeichnet: Schritt für Schritt erteilt die Selbsttäuschung der Person die Erlaubnis, einen Schritt weiter zu gehen.

Bei Alkoholismus gibt es aber noch weitere Arten von Selbsttäuschungen.

Da die Tatsache, dass man süchtig ist, oft als stark ehrenrührig betrachtet wird, verwenden die Personen auch Selbsttäuschungen (auch manipulativ!), um zu erklären, warum sie keine Verantwortung dafür haben, dass sie eine Sucht entwickelt haben.

Kognitionen sind dann:

- Ich saufe, weil meine ganze Familie gesoffen hat.
- Wenn jemand anderes eine solche Biographie hätte wie ich, würde er auch saufen.
- Ich saufe, weil meine Freunde mich verführt haben.
- Ich hatte ja keine andere Chance etc.

Sinn dieser Strategien ist es, sich selbst (und auch anderen) klar zu machen,

- dass man durch externe Faktoren veranlasst, gezwungen wurde, mit dem Trinken anzufangen;
- dass man nie eine Wahl hatte und auch gar keine Entscheidung getroffen hat;
- dass man daher auch gar keine Verantwortung haben kann.

Personen mit Alkoholabhängigkeit verwenden auch stark die Strategie, sich Kosten schönzurechnen:

- Die Partnerin ist zwar sauer, aber sie kriegt sich auch wieder ein.
- Der Chef ist verärgert, aber das hat keine langfristig negativen Konsequenzen.
- Man weist erste Gesundheitsschäden auf, aber die reguliert man schon wieder.

Alles ist nicht so tragisch, man kann es händeln, die Folgen werden schon nicht so schlimm sein.

Literatur

Arend, H. (1994). *Alkoholismus – Ambulante Therapie und Rückfallprophylaxe.* Beltz: Weinheim.

Becker, P., & Quinten, C. (2003). Persönlichkeitstypen und Persönlichkeitsstörungen bei stationär behandelten Alkoholabhängigen. *Zeitschrift für Klinische Psychologie und Psychotherapie, 32*(2), 104–116.

Lindenmeyer, J. (1999). *Alkholabhängigkeit. Fortschritte in der Psychotherapie.* Göttingen: Hogrefe.

Marlatt, G. A., & Gordon, J. R. (1985). *Relapse prevention. Maintenance strategies in the treatment of addictive behavior.* New York: Guilford Press.

Morgenstern, J., Langenbucher, J., Labouvie, E., & Miller, K. J. (1997). The Comorbidity of alcoholism and personality disorders in a clinical population: Prevalence rates and relations to alcohol typology variables. *Journal of Abnormal Psychology, 106*, 74–84.

Rist, F., Watzl, H., & Cohen, R. (1989). Versuche zur Erfassung von Rückfallbedingungen bei Alkoholkranken. In H. Watzl & R. Cohen (Hrsg.), *Rückfall und Rückfallprophylaxe*. Berlin: Springer.

Sachse, R., Schlebusch, P., & Leisch, M. (2002). *Psychologische Psychotherapie des Alkoholismus*. Aachen: Shaker.

Schlebusch, P., & Kiszkenow, S. (2011). Klärungsorientierte Aspekte und spezielle Probleme in der Psychotherapie der Alkoholabhängigkeit. In R. Sachse, J. Fasbender, J. Breil, & M. Sachse (Hrsg.), *Perspektiven Klärungsorientierter Psychotherapie 2* (S. 345–393). Lengerich: Pabst.

Schlebusch, P., Kuhl, J., Breil, J., & Püschel, O. (2006). Alkoholismus als Störung der Affektregulation. In R. Sachse & P. Schlebusch (Hrsg.), *Perspektiven Klärungsorientierter Psychotherapie* (S. 60–118). Lengerich: Pabst.

Schwoon, D. (2001). Koinzidenz psychischer Störungen und Sucht. In F. Tretter & A. Müller (Hrsg.), *Psychologische Therapie der Sucht* (S. 503–518). Göttingen: Hogrefe.

Stengel, J. M. (1998). *Verändertes Interaktionsverhalten Alkoholabhängiger als Indikator für erfolgreiche Rehabilitation*. Dissertation, Ruhr-Universität Bochum.

Uekermann, J., Daum, I., Schlebusch, P., & Trenckmann, U. (2005). Processing of affective stimuli in alcoholism. *Cortex, 41*(2), 189–194.

Verheul, R. (2001). Co-morbidity of personality disorders in individuals with substance use disorders. *European Psychiatry, 16*(5), 274–282.

Volkow, N. D., Fowler, J. S., & Wang, G.-J. (2003). The addicted human brain: Insights from imaging studies. *The Journal of Clinical Investigation, 111*(3), 1444–1451.

Westerholt, B. (1993). Zum Trinkentscheidungsprozeß von in risikoreichen Sitautionen nicht rückfällig gewordenen Alkoholabhängigen. In R. de Jong-Meyer & T. Heyden (Hrsg.), *Rückfälle bei Alkoholabhängigen (IFT-Texte 26)*. Röttger: München.

13

Selbsttäuschungen in Beziehungen

> **Auch in persönlichen Beziehungen spielen Selbsttäuschungen eine große Rolle: Man möchte bestimmte Inhalte von sich selbst oder vom Partner glauben, auch wenn es dafür keine „Beweise" gibt.**

Für die meisten Menschen sind persönliche Beziehungen von großer Bedeutung: Man will eine stabile, gut funktionierende, zufriedenstellende Beziehung zu einem Partner oder einer Partnerin, zu einem Freund, zu einem Familienmitglied o. a.

Zu grundlegenden Aspekten siehe Sachse et al. (2013); Sachse und Müller (2016); Sachse (2017) sowie Sachse und Müller (2016).

Für die meisten Menschen ist es wichtig, eine enge Beziehung zu einem Liebespartner zu haben. Dabei wünschen sich viele Aspekte wie:

- Ich möchte einen Partner lieben und wenn ich es tue, dann sollte das möglichst lange anhalten.
- Ich möchte vom Partner geliebt werden und zwar möglichst lange.
- Ich möchte, dass eine einmal eingegangene Beziehung lange stabil ist.
- Ich möchte, dass sie über lange Zeit glücklich ist, zufrieden macht, Schutz gibt usw.
- Ich möchte, dass der Partner mir treu ist.
- Ich möchte mich auf den Partner verlassen können usw.

R. Sachse, *Psychologie der Selbsttäuschung*, Psychotherapie: Praxis, https://doi.org/10.1007/978-3-662-61268-2_13

Nun gibt es Personen, die all das möchten, die aber realistischerweise wissen,

- dass die meisten Beziehungen nicht das ganze Leben lang halten,
- dass Trennungen schon nach wenigen Jahren recht wahrscheinlich sind,
- dass man vom Partner verlassen, betrogen und enttäuscht werden kann,
- dass man sich nicht einmal auf seine eigenen Gefühle sicher verlassen kann: Die Liebe zu einem Partner kann abnehmen, der Partner kann aversiv werden o. a.

Man weiß, dass der große Glücksrausch, in dem man alles durch eine stark rosa Brille sieht, nach ca. einem Jahr abnimmt und dass dann eine eher nüchterne, rationale Betrachtung des Partners und seiner Eigenschaften einsetzt.

Menschen, die realistisch sind, könnten sich durchaus eine Zeit lang Illusionen hingeben und diese genießen, sie können dann aber zu einer realistischen Sichtweise zurückkehren und verlieren diese nie völlig aus dem Blick: Das mag unromantisch erscheinen, bewahrt die Person jedoch vor massiven Selbsttäuschungen.

Nun gibt es aber wohl viele Menschen, die sich all die positiven Aspekte wie ewige Liebe, ewige Treue, ewiges Glück usw. so stark wünschen und glauben, es zu brauchen und ohne dem nicht leben zu können, dass sie starke Selbsttäuschungen kreieren, um sich vor der schmerzhaften Realität zu schützen. Sie glauben Annahmen und *wollen* diese glauben, die allen Wahrscheinlichkeiten widersprechen.

Zum Beispiel glauben sie,

- sie könnten dem Partner ewige Liebe und Treue versprechen, obwohl sie nicht einmal ihren emotionalen Zustand von nächster Woche vorhersagen können;
- Beziehungen seien absolut verlässlich: wenn man sie eingeht, hält sie sicher bis zum Lebensende;
- dass das Glücksgefühl, das hormonell bedingt in den ersten Monaten einer neuen Beziehung ausgeprägt ist, in der Form die nächsten Jahre anhalten wird;
- dass ein Partner immer zuverlässig, solidarisch, verständnisvoll usw. sein wird;
- dass Motive, Bedürfnisse und Vorlieben über die Lebensspanne gleich bleiben: was ich mit 20 gemacht habe, muss ich auch mit 40 mögen;
- dass eine Person in ihrem Wesen im Wesentlichen gleich bleibt: der Mann, den ich mit 25 geheiratet habe, ist auch noch mit 50 derselbe Mann (nur älter);

- dass es daher so etwas wie „auseinanderleben", „Entfremdung" u. a. in Beziehungen nicht geben kann;
- aber auch, dass Beziehungen automatisch funktionieren: alles regelt sich von selbst und zwar immer zum Guten;
- dass man als Partner deshalb nicht an der Beziehung arbeiten muss, sich nicht um die Beziehung kümmern muss, keine Regeln befolgen muss u. a.

Es gibt Personen, die offenbar glauben, wenn sie einen sehr aufwändigen Start in die Beziehung hinlegen, dann wird alles gut werden: Wenn man in weiß, mit Kutsche, mit 400 Gästen in einem Nobel-Restaurant heiratet, kann eigentlich gar nichts mehr schiefgehen.

Bedauerlicherweise kann aber äußerst viel schiefgehen. Und: Eine Beziehung ist eine Aufgabe, die man sich stellen muss. Man muss sich auseinandersetzen, Konflikte austragen, sich streiten, sich versöhnen können, verhandeln und Kompromisse machen. Man muss Krisen durchstehen, mit Untreue des Partners fertig werden, damit, dass dem Partner andere Dinge wichtiger werden als die Beziehung usw. usw. Man sollte aber auch seine eigenen Zweifel angehen, sein Interesse an anderen Partnern bewältigen, damit umgehen, dass der Partner einem „auf die Nerven geht" usw.

Offenbar bewältigt man diese Form von schwieriger Realität besser, wenn man davon ausgeht, dass es sie geben wird, wenn man sich ihr stellt und aktiv damit umgeht.

Bestimmte Arten von Selbsttäuschungen können aber genau das verhindern: Wenn ich denke, dass der Partner unbedingt treu zu sein hat und treu sein wird, bringt mich ein Fremdgehen in eine existentielle Krise, die ich vielleicht nicht bewältigen kann.

Wenn ich glaube, die Beziehung werde sich nicht ändern, dann werde ich u. U. völlig überrascht, wenn ich feststelle, dass der Partner sich in eine ganz andere Richtung entwickelt hat.

Und wenn ich annehme, in einer Beziehung laufe „alles von selbst", dann werde ich nicht aktiv an der Gestaltung der Beziehung arbeiten und u. U. den Zeitpunkt verpassen, an dem ich die Entwicklung noch hätte beeinflussen können.

Literatur

Müller, G., & Sachse, R. (2016). Klärungsorientierte Paartherapie. In R. Sachse & M. Sachse (Hrsg.), *Klärungsprozesse in der Praxis II* (S. 163–180). Lengerich: Pabst.

Sachse, R., Breil, J., & Fasbender, J. (2013). *Klärungsorientierte Paartherapie*. Göttingen: Hogrefe.
Sachse, R. (2017). Beziehungsgestaltung in der Klärungsorientierten Verhaltenstherapie. In *Verhaltenstherapie und Verhaltensmedizin* (Bd. 38, S. 344–359). Göttingen: Hogrefe.
Sachse, R., & Müller, G. (2016). Paartherapie: Konflikt-Bearbeitung. In R. Sachse & M. Sachse (Hrsg.), *Klärungsprozesse in der Praxis II* (S. 192–206). Lengerich: Pabst.